DIARIO DE UNA GUERRERA

JULIA MENÚ

DIARIO DE UNA GUERRERA

Mis trece años de lucha contra la infertilidad

PLAZA JANÉS

Papel certificado por el Forest Stewardship Council®

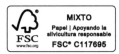

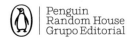

Primera edición: abril de 2025

© 2025, Julia Menú García
© 2025, Penguin Random House Grupo Editorial, S. A. U.
Travessera de Gràcia, 47-49. 08021 Barcelona

Penguin Random House Grupo Editorial apoya la protección de la propiedad intelectual. La propiedad intelectual estimula la creatividad, defiende la diversidad en el ámbito de las ideas y el conocimiento, promueve la libre expresión y favorece una cultura viva. Gracias por comprar una edición autorizada de este libro y por respetar las leyes de propiedad intelectual al no reproducir ni distribuir ninguna parte de esta obra por ningún medio sin permiso. Al hacerlo está respaldando a los autores y permitiendo que PRHGE continúe publicando libros para todos los lectores. De conformidad con lo dispuesto en el artículo 67.3 del Real Decreto Ley 24/2021, de 2 de noviembre, PRHGE se reserva expresamente los derechos de reproducción y de uso de esta obra y de todos sus elementos mediante medios de lectura mecánica y otros medios adecuados a tal fin. Diríjase a CEDRO (Centro Español de Derechos Reprográficos, http://www.cedro.org) si necesita reproducir algún fragmento de esta obra.
En caso de necesidad, contacte con: seguridadproductos@penguinrandomhouse.com

Printed in Spain – Impreso en España

ISBN: 978-84-01-03656-9
Depósito legal: B-B-2639-2025

Compuesto en M. I. Maquetación, S. L.

Impreso en Black Print CPI Ibérica S. L.
Sant Andreu de la Barca (Barcelona)

L036569

*A mis hijas M&E,
las verdaderas protagonistas de mi historia*

Índice

Introducción	11
1. Crónica de una infertilidad no anunciada	15
2. En busca de un diagnóstico	23
3. La espera	33
4. Entre kilos, desilusiones y confesiones	41
5. Gritarlo a los cuatro vientos	51
6. Días de ilusiones y nervios	59
7. Infertilidad desconocida	67
8. Seis intentos de inseminación artificial	75
9. Un nuevo paréntesis	91
10. En el infierno	99
11. Universo embrión	111
12. El misterio de los embriones	125
13. Una explicación a la enfermedad	133
14. Alegría efímera	143
15. El duelo	149
16. Hacia un final de Disney	165
17. Los latidos de dos corazones	177
Últimas palabras	183
Agradecimientos	185

Introducción

Hola, soy Julia Menú, y quiero contaros una historia muy especial: la lucha contra la infertilidad que ha marcado mi vida. Necesito compartirla con todos los que os acerquéis a estas páginas. He atravesado un largo camino, pero al final he recibido la recompensa más valiosa: mis mellizas, Meredit y Emily. Sí, lo desvelo ahora, es una historia con final feliz, pero lo valioso es el recorrido…

Sin embargo, antes de comenzar, para mí es importante mandar desde aquí un fuerte abrazo a todas las parejas que ahora mismo están pasando por esto. Me gustaría que esta historia no solo os sirviera para continuar luchando, sino para aprender durante el trayecto. Lo sé, soy consciente de que a veces no podemos más, pero dejadme que os diga que todas tenemos a una guerrera en nuestro interior y que podemos con esto y con más. A veces no veremos la luz al final del túnel, pero haremos todo lo posible para que así sea, porque podemos y porque queremos. La infertilidad no va a poder con nosotros… Y, sí, perderemos muchas batallas, pero ganaremos la guerra.

También es justo que sepáis que hay parejas que no pueden cumplir el sueño de convertirse en papás. En la infertilidad, como en cualquier enfermedad, hay casos y casos, y por desgracia a veces hay que hacerse a la idea de que no se puede. En esta lucha hay que saber también que antes están vuestras vidas que ser madres a toda costa. Por favor, tenedlo en cuenta. Puede llegar el momento, no de tirar la toalla, sino de buscar otras formas de ejercer la maternidad.

La vida me puso frente a la maldita infertilidad con tan solo dieciocho años. Sí, desde esa edad temprana tuve que lidiar con ella. Durante todo el proceso que emprendí, supe que mientras tuviese cartuchos que gastar, iba a seguir adelante. La noticia tuvo tal impacto en mí, que durante un tiempo me sentí perdida. No entendía nada, pues nunca había escuchado esa palabra, ni siquiera sabía que existía. En mi familia jamás se había hablado de ese tema. Nadie la había sufrido hasta que llegué yo.

Fueron años de angustia, porque de la infertilidad no se habla mucho. Es un tema tabú. Yo misma ocultaba mi problema, porque no sabía cómo gestionar esa situación. Es cierto que tenía dieciocho años y ya era mayor de edad, pero todavía no tenía las herramientas necesarias para afrontar esta prueba que me había puesto la vida.

En todo esto, siempre fui de la mano de mi pareja, Fran. Los dos teníamos el mismo desconocimiento. Él tampoco había escuchado nunca esa palabra. Así que aprendimos a batallar juntos. Tuvimos que caminar solos durante años.

En un principio, no nos atrevíamos a hablar de lo que nos estaba pasando, ni nos desahogábamos con nadie. Tal vez era un sentimiento de vergüenza, pero todavía no me explico por qué no contábamos nada. Siempre me arrepentiré de no haber roto antes la barrera del silencio, porque nos podríamos haber evitado mucho sufrimiento. Si nos hubiéramos atrevido antes a hablar claramente de lo que estábamos pasando, nos hubiésemos librado de toda esa cantidad de comentarios que sin querer se cuelan en cualquier conversación y que no se mide el daño que causan si van dirigidos a una pareja que no puede tener hijos: «Qué, ¿para cuándo un bebé?»; «Bueno, el bebé ya está en camino, ¿verdad?»; «Ya es hora, ¿no?»… y otras frases similares.

Sí, pasamos por distintas fases. A veces, fingíamos que no queríamos tener hijos y me veía diciendo palabras como estas: «Somos muy jóvenes, queremos disfrutar de la vida». Pero, en realidad, por dentro estaba rota en mil pedazos. O hubo un periodo en que estaba tan obsesionada con todo esto, que me hacía muchos test de embarazo al mes, aunque tuviese la regla. Quise conformarme en un principio con un «Bueno, si viene, bien; y si no, pues no pasa nada». Pero no era cierto, me estaba engañando. Mi problema llegó a convertirse en una obsesión y, después, en trece años de batalla.

Un momento de liberación y de victoria fue cuando decidí compartir con todos mis seguidores en redes sociales que tenía problemas de fertilidad. Esa decisión ha sido lo mejor que he podido hacer en mi vida. Los que me conocéis sabéis que desde 2018 he contado mi día a día en TikTok, así que dar ese paso me vino bien. A partir de ese instante, tanto Fran como yo recibimos muchas muestras de cariño, nos sentimos muy acompañados y además nos dimos cuenta de que no estábamos solos en esta guerra.

Por eso también me hace ilusión escribir este libro, porque soy consciente de que puedo aportar más sobre este tema y así poner sobre la mesa, con naturalidad, que la infertilidad existe y que hay que visibilizar este problema, buscar soluciones y ponerlas al alcance de todas esas parejas que se enfrentan cada día a esta enfermedad.

Por suerte, hoy en día la infertilidad tiene más visibilidad, pero me gustaría contribuir con mi experiencia y desde estas páginas abrir una ventana. Me encantaría que ya no fuese nunca más un tabú o un asunto que silenciar. No os podéis hacer una idea de la cantidad de parejas que sufren en silencio. Y no es más que otra enfermedad, de la que hay que tener un buen diagnóstico, hacerse las pruebas adecuadas, seguir tratamientos hasta dar con el correcto, y donde se necesita, como en las demás, investigación y avances.

Nada desearía más que ser útil, porque si a mí de pequeña me hubiesen hablado de manera natural sobre la infertilidad, eso me habría ahorrado mucho dolor. A veces, todo consiste en hablar, en compartir una experiencia, en contar una vida… y de ahí pueden surgir las herramientas para afrontar cualquier reto. Por eso, quiero ofreceros el contenido de este libro y contribuir con algo que sé hacer: comunicar. Deseo compartir mis sentimientos, reflexiones, emociones y transmitir los momentos de lágrimas y también de risas.

Espero que mi historia os ayude para seguir adelante en este duro camino, pero no olvidéis que la fecha está escrita. Solo tenemos que ser fuertes y seguir luchando hasta que llegue ese día. Pase lo que pase, siempre hay una meta. Bienvenidos al diario de una guerrera.

1
Crónica de una infertilidad no anunciada

Como toda historia que se cuente, mi larga lucha contra la infertilidad tiene una casilla de salida. El año clave fue 2008. Estaba empezando mi historia de amor con Fran y al poco tiempo me di cuenta de un pequeño problema. Cada vez que teníamos relaciones sexuales, a los pocos días sufría una infección de orina muy fuerte, con todos los síntomas que acarreaba y un agotamiento mortal. Así que decidí ir al médico para que me informase sobre qué me podía estar produciendo esas infecciones.

El resultado de las pruebas fue sorprendente. Era alérgica al látex. Por aquel entonces, usábamos protección. El método que nos parecía más seguro era el preservativo, pero después de esta consulta vimos que a mí me perjudicaba.

Ninguno de los dos teníamos en mente convertirnos en papás, éramos muy jóvenes. Podríamos haber probado otros métodos, como la píldora, pero yo tenía miedo a los efectos secundarios. Así que decidimos seguir otro camino. Me puse frente a Fran y le dije: «A partir de hoy, no habrá ningún tipo de cuidado entre nosotros».

Así que como íbamos realmente en serio y yo tenía claro que era el hombre de mi vida, decidimos mantener relaciones sin ningún tipo de protección. Lo que sin duda supuso una sorpresa enorme fue darme cuenta de que a partir de ese momento y de esa decisión que tomamos en pareja, poco a poco comenzarían, de una manera natural, mis ganas de ser mamá.

¡Los dos éramos tan jóvenes! Yo solo tenía dieciocho años y Fran apenas había cumplido los veintitrés. Llevábamos tan solo seis meses saliendo y un mes viviendo juntos. La lista de obstáculos no era pequeña: todavía no teníamos casa propia; además yo no tenía un puesto fijo, porque trabajaba en un almacén de verduras y no se sabía cuántos meses iba a durar cada campaña; y, bueno, me acompañaban un montón de dudas. No estaba segura de estar preparada para ser mamá, porque prácticamente acababa de salir del cascarón de mis padres. Sí, os lo confieso, tenía miedo de quedarme embarazada tan joven.

Pero lo que es la juventud, esa fuerza arrolladora ante la vida, me di cuenta de que ese era el camino que habíamos decidido y que así estaba bien. Si me quedaba embarazada, no nos iba a importar, porque de una manera u otra, Fran y yo íbamos a salir adelante.

Falsa alarma

Después de dos meses y medio sin usar medios anticonceptivos, tuve un retraso de cuatro días. Menudo susto me pegué.

Tenía pánico a hacerme un test de embarazo y que me saliese positivo. A pesar de que sabía que si no usábamos métodos anticonceptivos, lo normal era que me quedase embarazada muy pronto; ante la evidencia fui consciente de que no estaba preparada. ¡No sabía qué hacer! Y eso que me había intentado convencer una y otra vez de que saldríamos adelante pasara lo que pasase. Me planteé si contarle enseguida mis miedos y dudas a Fran o si esperar unos días más para comprobar si eran mis nervios los que no dejaban que me bajase la regla. Aunque esto último me pareció muy raro, pues yo era muy regular y la regla la tenía supercontrolada.

Con todo ese agobio, me dispuse a ir al trabajo. Cuando llegué, mi jefa se percató de la mala cara que tenía. Y ella no dudó ni un segundo, se preocupó por mí y fue directa: «¿Estás bien, Julia?». ¡Qué alivio sentí entonces! Automáticamente, me puse a llorar y ella sin decirme nada me llevó a su despacho. Una vez allí pude desahogarme. Esa pequeña charla me tranquilizó mucho. Después me incorporé a mi trabajo más calmada y al volver a casa… ¡sorpresa!, me bajó la regla. Menos mal, qué bien me sentí en ese momento.

Ironías de la vida, quién me iba a decir que aquella sería la única vez en la que pensaría que me había quedado embarazada y con un miedo tremendo al futuro más inmediato. Quién me iba a decir a mí que después de ese susto, yo iba a pasar por todo lo que os voy a contar. La pesadilla no había hecho más que comenzar.

La evidencia

Las estaciones del año pasaron y ya estábamos en 2009. Hacía muchos meses que habíamos dejado de usar medios anticonceptivos y nos lo estábamos tomando con tranquilidad. Si me quedaba embarazada, bien...; y si no, pues también.

Pero yo ya estaba empezando a preocuparme, no os voy a mentir. Fran y yo nos preguntábamos si no era raro que aún no nos hubiésemos quedado embarazados. Al principio, nos lo tomamos bien, porque no teníamos ninguna prisa, la verdad. Nuestro lema era: «Bueno, si viene, pues ya está».

Sin embargo, empecé a vivir un proceso precioso e inesperado, que hizo que ya no me lo pudiese tomar de esa manera. De pronto, dentro de mí comenzó un deseo enorme de ser madre. Es una sensación difícil de explicar, pero en mi cabeza, mis emociones y sentimientos iban tomando forma y solo pensaba en una cosa: «Quiero que venga y que venga ya. Quiero ser mamá, me muero por tener esa sensación de dar vida...».

Me fui obsesionando, porque ese deseo iba creciendo en mi interior de una manera fuerte. Sentía la llamada de la maternidad. Llegué al punto de hacerme los test de embarazo días antes de que me bajase la regla. Y también me imaginaba síntomas donde no los había. Quería sentir a toda costa qué era estar embarazada, cómo se transformaba mi cuerpo y qué suponía que algo comenzase a crecer en mi interior.

Me empezó a parecer muy raro que en todo ese tiempo no consiguiéramos quedarnos embarazados. Yo estaba convencida y tenía entendido que era muy fácil, sobre todo si no se usaba ningún método anticonceptivo. En mi cabeza rondaba esta idea: «No usar ningún medio, embarazo a la vista». ¿Qué era lo que estaba pasando? No estaba siendo tan fácil y no entendía por qué. Así que Fran y yo lo hablamos, pues él también estaba extrañado, y decidimos acudir a un médico. Teníamos que contarle que llevábamos un año sin usar métodos anticonceptivos de ningún tipo y que yo no me quedaba embarazada. Necesitábamos ya una explicación lógica, pues no teníamos ni idea de los que nos estaba sucediendo.

Primera cita médica

Así que acudimos a nuestra primera cita médica para consultar ese tema concreto: por qué no nos quedábamos embarazados. Nos atendió una doctora. Lo primero que nos dijo fue que no nos preocupásemos, que éramos muy jóvenes y que era normal. Llevábamos poco tiempo intentándolo.

Sin embargo, para nuestra tranquilidad, nos mandó varias pruebas. Nos teníamos que hacer una analítica. Y Fran tenía que realizarse un espermograma. Salimos bastante contentos de esa consulta. Todavía no sabíamos que estábamos perdiendo el tiempo con aquella doctora.

Por fin, llegó el día en que recogimos las pruebas. Yo estaba muy nerviosa por lo que nos diría en la consulta. Qué se vería en las pruebas, ¿tendríamos una respuesta? ¿Qué nos estaba pasando?

Todo fue genial. No me lo podía creer. Los nervios desaparecieron enseguida. La doctora nos explicó que en las pruebas se veía todo bien, ninguna anomalía a la vista. Nos aconsejó que tuviésemos paciencia, que llevábamos muy poco tiempo juntos y que tendríamos que esperar como mínimo otro año más.

Los dos nos quedamos tranquilos, aquello eran buenas noticias. Salimos pensando que seguro que pronto caería la breva, pero quién nos iba a decir que ese poco tiempo se convertiría en trece años de espera…

2

En busca de un diagnóstico

Nadie nos dijo que el recorrido iba a ser tan duro. Habían transcurrido dos años desde las últimas pruebas que nos habíamos hecho y seguíamos sin quedarnos embarazados. Aprovechamos que nos habíamos cambiado de casa para consultar a una nueva doctora, la que nos correspondía, y contarle otra vez nuestra situación.

Cuando acudimos a nuestra cita, la médica de cabecera nos dio muy buena impresión. Una vez le informé de todos los pasos que habíamos dado, se echó las manos a la cabeza. Nos explicó que cuando se trataba de buscar un diagnóstico de infertilidad lo primero que había que hacer era realizar varias pruebas a la mujer. Después, al hombre lo único que se le pedía era un espermograma, algo que Fran ya se había hecho; además, no era la prueba más determinante.

Nos quedamos bastante chafados, porque nos dimos cuenta de que habíamos tirado dos años a la basura y todo por culpa de una doctora que no nos había tomado en serio, pues le habíamos parecido muy jóvenes. La verdad es que en aquellos momentos, en esa consulta, sentí una pena muy grande.

No entendía nada. Pero suelo reponerme pronto ante las adversidades y hablándolo con Fran, empecé a pensar en positivo. Por fin, iba a realizarme las pruebas adecuadas e iba a ser genial, pues podríamos saber qué diablos pasaba. Además, alguien nos estaba haciendo caso y nos iba a ayudar a descubrir cuál era el problema y podríamos contestar a esa pregunta que nos hacíamos una y otra vez: ¿por qué no podíamos ser padres?

Sin embargo, quién nos iba a decir que no encontraríamos una respuesta hasta años después, en concreto, un 7 de febrero de 2022. De momento, todavía nos quedaba mucho camino por andar y varias batallas que ganar.

Primera prueba: citología

La primera prueba que tenía que hacerme era una citología. Aquel primer reto fue fácil. Es una prueba muy común y que normalmente en toda revisión ginecológica la piden. Sirve para diagnosticar las lesiones precursoras o el propio cáncer de cuello uterino. También detecta posibles infecciones causadas por bacterias, hongos o virus, como el virus del papiloma humano, que es una de las enfermedades de transmisión sexual más comunes. La citología no duele. Es una técnica muy sencilla y apenas dura unos minutos.

Aquella primera citología no me dolió nada, lo único es que pasé muchísima vergüenza. Era la primera vez que iba a un ginecólogo y me dio muchísimo corte abrirme de piernas. La verdad es que te sientes tan frágil y vulnerable en la camilla con alguien hurgándote en tu parte más íntima. De todas formas, ahora me río, porque quién me iba a decir que me abriría de piernas ante un ginecólogo unas veinticuatro mil veces más...

Segunda prueba: histerosalpingografía

La segunda prueba fue una auténtica pesadilla. La histerosalpingografía es un examen por rayos X del útero y de las trompas de Falopio. Es como una radiografía especial a través de fluoroscopia y un material de contraste. Así puede verse si hay obstrucciones en las trompas de Falopio u otros problemas en el útero o en las mismas trompas. Se suele hacer para realizar una buena evaluación de infertilidad.

Antes de acudir al hospital, me puse muy nerviosa. Me dio por googlear y había leído que era una prueba bastante dolorosa. Hice mal. Tengo la mala costumbre de leer siempre de todo. Un consejo: es un error leer sobre las distintas pruebas y tratamientos, mejor no lo hagáis, porque vais a leer cosas malas o a encontraros información equivocada.

Me acompañó Fran, pues todavía no habíamos dicho nada a nadie de nuestro entorno. Una vez en el hospital, fui consciente de lo nerviosa que estaba y del miedo que tenía. Demasiadas preguntas sin respuesta. Mi compañero de vida intentaba por todos los medios calmarme, pero, aunque tratara de disimularlo, él también estaba intranquilo. Llegó mi turno y Fran me dio un fuerte abrazo. Me dijo unas palabras que me ayudaron mucho para enfrentarme a ese nuevo reto: «Tranquila, cari, todo va a estar bien».

Me metieron dentro de un cuarto y me dijeron que me quitase toda la ropa y me pusiese una bata transparente, unos calcetines y un gorro. Ahí dentro me sentí muy sola; esa sensación es lo más duro de las pruebas. No sabía bien qué iban a hacerme ni a qué me enfrentaba, por mucho que hubiese leído.

A continuación, me tumbaron en una camilla. Estaban conmigo dos mujeres y un hombre. Eran las auxiliares y el ginecólogo. Una de las mujeres me dijo: «Tranquila, todo va a salir bien». Yo le pregunté asustada si me iba a doler. Y ella trató de calmarme: «Duele un poco, tú solo respira profundo». Entonces escuché la voz del ginecólogo: «Vamos a comenzar. Te voy a inyectar un colorante a través del cuello uterino». No entendía nada de lo que estaba diciendo. Yo le contestaba a todo: «Vale». Y asentía con la cabeza, nerviosa. Me hizo una advertencia: «Te va a molestar un poco».

¿Un poco? Os juro que aquello me provocó un dolor mortal. De pronto, me entraron unas ganas terribles de hacerme mis necesidades encima. Me estaba mareando y sentí que iba a desmayarme. El ginecólogo me preguntó que si estaba bien y yo no pude reprimir las lágrimas y les contesté que me estaba doliendo mucho. No sabía cuánto tiempo quedaba para que terminase aquella tortura. Ni cuándo iba a poder salir de allí.

Después de la tormenta, llegó la calma. La dichosa prueba llegó a su fin. Había sido un día durísimo para mí. No obstante, a pesar de la dureza de la prueba y de lo mal que lo había pasado, después me fui sintiendo más y más feliz, porque estaba segura de que estaba más cerca del gran día. Como veis, soy optimista por naturaleza. Todavía no era consciente de que pasaría más de una década hasta que mi sueño se hiciese realidad.

TERCERA PRUEBA: ANALÍTICA

La doctora también había pedido que me hiciese una analítica completa para comprobar todos los niveles hormonales y descartar problemas. Los exámenes hormonales a través de la analítica permiten estudiar el nivel de las hormonas femeninas que se encargan de regular nuestro ciclo ovárico. Así se puede comprobar nuestro potencial de fertilidad. ¿Cuáles son las principales hormonas que deben analizarse? FSH, LH, estradiol, progesterona, antimülleriana, prolactina y la TSH.

Recogí los resultados y salía todo perfecto menos la prolactina, que estaba alta. Entonces la médica de cabecera volvió a mandar hacerme la analítica, pero de una manera especial. Me sacarían sangre cada treinta minutos en tres veces. No me hizo mucha gracia, porque siempre me habían dado mucho miedo las agujas, aunque más adelante me daría cuenta de que las agujas terminarían siendo mis mejores aliadas en esta batalla.

El caso es que el día que realicé esa prueba fue bastante duro para mí. Cada vez que me tenían que sacar sangre no podía evitar llorar como una niña pequeña. La enfermera me pedía que me tranquilizase, porque si no la prolactina volvería a salirme alta. Por lo visto, los nervios hacían que se alterasen los niveles de esta hormona. Querían descartar que la primera analítica hubiese salido alta a causa de esto. Los nervios no son buenos compañeros de viaje para las pruebas. Yo intentaba tranquilizarme, pero no había manera. Según se iba acercando el momento del siguiente pinchazo, automáticamente me ponía a llorar. No podía evitarlo. Por eso la enfermera dejó escrito en el informe que a la hora de pincharme para sacarme sangre había estado muy nerviosa.

Primer paso: reproducción asistida

Después de todas estas pruebas y con la nueva analítica, teníamos que esperar a ver si nos derivaban a reproducción asistida. Cuando llegaron los resultados, se vio que sí era apta.

Me gustaría explicar de manera muy fácil y directa qué es la reproducción asistida. En realidad, es un conjunto de técnicas y tratamientos que se aplican a una pareja que no puede concebir un hijo mediante el proceso natural; lo que se pretende es conseguir llevar a término un embarazo. Las técnicas más empleadas son la inseminación artificial (IA), la fecundación in vitro y la criotransferencia de embriones.

Mis trompas estaban perfectas y eso quería decir que íbamos a intentar quedarnos embarazados a través de la inseminación artificial. Pero esto no significaba llegar y besar el santo. El proceso no había hecho nada más que empezar.

Ya os he avisado de mi manía de leer sobre todo lo habido y por haber. Y tuve una pequeña esperanza. Llegué a pensar que quizá no nos haría falta pasar por todo este procedimiento. Había leído que muchas mujeres tras hacerse la histerosalpingografía se habían quedado embarazadas de manera natural. Por lo visto cuando introducen ese líquido en las trompas, cabe la posibilidad de que se limpie y se elimine la posible obstrucción. Y llegué a soñar que yo sería una de esas mujeres que se quedaban embarazadas tras la prueba. Fueron falsas ilusiones, no me quedé embarazada. Pero que sepáis que esa posibilidad está ahí, que puede llegar a ocurrir.

Con este primer paso, pasábamos a otra fase de nuestra particular batalla contra la infertilidad. De nuevo, solos ante el peligro, pero dispuestos a cumplir nuestro sueño de ser padres. Se había abierto una nueva puerta con muchas incógnitas. Pero decidimos entrar...

3
La espera

El proceso ya estaba en marcha. Nos dirigíamos a un horizonte, a una esperanza. Estábamos, por fin, en la lista de espera para comenzar con el tratamiento de infertilidad. Como todo había salido correctamente en las pruebas, podíamos empezar con la inseminación artificial. Por supuesto, como no tenía ni idea de los siguientes pasos, en nuestra primera cita en reproducción asistida pregunté al grupo de ginecólogos que nos atendió que cómo era el proceso. ¿Una vez en la lista de espera qué era lo que ocurriría a continuación?

Nos dijeron que las listas de espera se alargaban unos seis meses. Ay, lo primero que pensé fue: «¿Seis meses solo? Después de todo este tiempo, ¿qué son seis meses?, nada». Por lo visto no me podían ofrecer más información hasta que no nos llegara el momento. Salimos de la consulta con una sonrisa. Eso sí, yo sabía que para mí iban a ser los seis meses más largos de mi vida mientras aguardaba esa llamada. Me consolaba diciéndome a mí misma que se me iban a pasar volando, porque ya llevaba esperando unos años.

La llamada

Y lo cierto era que siempre pensaba en positivo. Miraba el calendario y me daba cuenta de que cada día que pasaba era uno menos para la gran jornada, para la fecha en la que todo iba a cambiar. Qué ilusa e inocente era. Ahora, en perspectiva, y mientras escribo todo lo que he pasado, me doy cuenta de que fue la mejor actitud que pude tener en aquellos momentos. Quizá si hubiese sabido todo lo que se nos venía encima, me hubiese bajado del tren. Bueno, no lo creo, ya sabéis que no tiro fácilmente la toalla, pero fue mejor esa bendita ignorancia. Por eso, estoy tan segura de contar mi historia, porque seré feliz si evito a alguna pareja ciertos obstáculos que tuvimos que superar.

Justo seis meses después de estar en la lista de espera, recibí la llamada tan deseada. Como nos advirtieron que tardarían en dar señales de vida, Fran y yo estuvimos muy tranquilos durante ese periodo y no acudimos a ningún doctor ni nos acercamos a ningún centro de salud ni hospital. Al recibir esa llamada, fuimos conscientes de que volvíamos de nuevo a la lucha.

Nos agendaron otra cita en reproducción asistida. Y en ese mismo instante, me sentí feliz. Respiré tranquila. Tanto Fran como yo queríamos gritar a los cuatro vientos que ya estábamos listos para empezar, que seguiríamos cada paso e instrucción que nos diesen. Una vez colgué el teléfono, ahí estábamos los dos llorando como niños, porque veíamos que nuestro sueño de ser papás estaba cada vez más cerca. No teníamos ninguna duda. También nos visitaron los nervios, porque no sabíamos qué nos esperaba a partir de ese momento. Lo único que teníamos claro era que pronto empezaríamos con el tratamiento adecuado. Lo que yo no sabía era que a partir de ese momento descenderíamos a los infiernos.

Preguntas y más preguntas

Llegó el día de la gran cita. Al entrar, me encontré con un grupo de ginecólogos muy amables, pero distintos a los que nos habían atendido seis meses atrás. Así que empezaron a preguntarme qué edad tenía, cuál era el motivo por el que había acudido ahí, etcétera. Yo estaba algo extrañada, pero me dije que si me lo preguntaban sería por algo, así que contesté a todo. Después del interrogatorio, me hicieron una ecografía vaginal y aparentemente todo estaba perfecto.

Antes de salir de la consulta, me mandaron una nueva analítica, pues la necesitaban antes de que comenzase con el tratamiento hormonal. No os voy a mentir, yo estaba convencida que desde esa primera consulta ya iba a empezar con el tratamiento. Yo y mi ignorancia. Pero no, tenía que hacerme esa analítica al día siguiente y solo cuando me bajase la regla, podría llevar los resultados. ¡Me tocaba esperar un mes más!

No entendía muy bien por qué tenía que volver a verlos una vez me hubiese bajado la regla. ¿Por qué no podía ser antes? No me digáis por qué, pero ese día no pregunté nada, ni ese día ni nunca. Ahora, como siempre, yo hice una y mil conjeturas y sola saqué mis propias conclusiones, supuse que tenía que ver con las hormonas, porque lo cierto es que esa revisión con la regla siempre la hacen.

Una vez que me bajara, tendría que llamar para que me diesen cita entre el primer y tercer día de regla para así ya poder empezar con el tratamiento. Nunca antes había deseado tanto manchar como ese mes. Estaba ya impaciente y sabía que se me iba a hacer largo.

De la felicidad al infierno

Un día me levanté y la regla ya me había bajado. La indeseada, como yo la llamo, estaba ahí... Así que pedí la cita y me la dieron enseguida. Solo tenía que esperar veinticuatro horas para vivir el gran día. Fran y yo estábamos muy contentos otra vez, pues después de todo este tiempo, veíamos algo de luz.

Una vez en la sala de espera, me llamó mucho la atención que había un montón de parejas en nuestra situación. Me sorprendió que tantas estuviesen pasando por lo mismo que nosotros. Íbamos viendo cómo salían de la consulta con una sonrisa de oreja a oreja. Sí, no había duda de que todo les estaba yendo bien, como nos iba a pasar a nosotros en breve.

Llevábamos unas dos horas esperando a que nos llamasen y se me estaba haciendo eterno. Pero, de pronto, escuché mi nombre: «Julia». Y el corazón se me puso a mil. Entramos y nos atendió uno de los ginecólogos que nos había puesto en lista de espera hacía ya seis meses. Nos saludó, amable, y nos informó de que las analíticas estaban muy bien. De pronto, me hizo una pregunta que no me esperaba: «¿Cuánto pesas?». Yo le dije mi peso en aquel momento: cuarenta y siete kilos. Entonces me pidió que me subiese a la báscula. Y salieron exactamente los kilos que le estaba diciendo. Me senté y me soltó algo que me dejó de piedra: «Para empezar con el tratamiento tienes que pesar cincuenta kilos». No pude reprimirme, me salió del alma: «¿Perdona?... ¿Por qué me dices esto ahora? Me viste hace seis meses, me lo podrías haber comentado en ese momento. Hace unas semanas estuve aquí y me atendieron otros compañeros, pero tampoco me informaron nada sobre el peso». Él no se excusó, simplemente remarcó: «Sin ese peso, no podemos empezar, porque tenemos una normativa. Las mujeres que pesan menos de una cantidad o las que sobrepasan cierto peso tienen muy pocas posibilidades de quedarse embarazadas. Así que cuando tengas el peso que te he indicado, vuelves a llamar».

Fran y yo salimos por la puerta y no pudimos reprimir las lágrimas. Dios mío, qué impotencia. No entendía nada, por qué no nos lo habían dicho antes. Durante esos meses de espera podría haber conseguido el peso necesario para iniciar el tratamiento. Qué frustración, no entendía por qué nos habían mareado de esa manera. En esos momentos, noté que toda mi felicidad se había esfumado en tan solo unos segundos. Yo hubiese deseado con toda mi alma haber salido de esa consulta como las demás parejas que había visto, sonriendo de oreja a oreja. Pero, no, no fue posible. Nos tocaba seguir esperando, lo que tardase en engordar esos tres kilos más.

4
Entre kilos, desilusiones y confesiones

Pasaron varios meses desde la última cita, porque no había manera de que engordase los kilos que necesitaba para iniciar el tratamiento. No era tarea fácil, pues por genética, tiendo a la delgadez. Así que probé mil tácticas para coger peso, pero no me funcionaba ninguna. Comí tanto, que la comida me salía ya por las orejas. Pero a cabezota no me gana nadie y lo luché hasta que logré los cincuenta dichosos kilos. En cuanto me puse en la báscula y marcó ese peso ideal, me dispuse a esperar a que me bajase la regla para llamar enseguida a pedir otra cita. No os voy a mentir, pero con esos kilillos de más me veía bastante guapa. No cogí mucho peso, solo tres kilos más, pero mi cuerpo sí lo notó. Me compré alguna prenda nueva y listo. Me encontraba preparada para el reto, nadie iba a detenerme en mi sueño de ser madre.

Otra ginecóloga más

Fran y yo estábamos de nuevo en la sala de espera, bastante ansiosos y nerviosos por cruzar esa puerta y ver con qué sorpresa nos encontraríamos. Otra vez estuvimos horas esperando hasta que llegó nuestro turno. Al entrar, nos recibió una ginecóloga que no conocíamos, que no nos había atendido en las citas previas. Así que nos hizo una ristra de preguntas. Y una de ellas me desconcertó: me preguntó por la analítica. Yo lo más tranquila posible le contesté que no me habían hecho ninguna más desde la última que llevé hacía unos meses, cuando iba a comenzar ya con el tratamiento, pero que no pudo ser por el tema del peso. Me quedé en silencio y miré a Fran y con los ojos le dije algo así como: «Ya verás tú que ahora vamos a tener que esperar otro mes más por la analítica». Pero fue una falsa alarma, esa analítica nos seguía sirviendo. Qué alivio sentí cuando la escuché.

Entonces me pidió que me subiese a la báscula y yo feliz con que se fuesen a reflejar mis kilos de más. Pero me soltó algo que me pilló desprevenida, quería que me quitase la ropa. Menos mal que no se me había ocurrido, para pesar más, hacer una pequeña trampa y no me había puesto mucha ropa pesada, calcetines gordos y dobles, botas…, porque no me hubiera servido de nada y me hubiese muerto del corte. Me pesó y todo correcto.

Después de todo ese proceso, me invitó a entrar a otra sala. Y, otra vez, a pasar por una evaluación y yo nerviosísima y sin entender nada. La ginecóloga terminó, me indicó que me vistiese y se fue. Mientras volvía a ponerme la ropa, escuché cómo Fran le preguntaba si todo había ido bien, pero ella no le contestó nada. Así que yo me quedé con la mosca detrás de la oreja. Una vez terminé, entré de nuevo. La ginecóloga, ahora sí, nos explicó que todo estaba perfecto. No me lo podía creer, mi cara de felicidad era absoluta, pero fue cuestión de segundos que mi sonrisa desapareciese.

La doctora se puso a mirar el calendario y me explicó que para empezar el tratamiento tenía que ser ya al mes siguiente. Estaba viendo que pillaba de por medio la Semana Santa y que justo en esas fechas, que es cuando podría ser inseminada, no trabajaban. No me podía creer lo que estaba escuchando. Me iba como había venido. Otra vez a esperar. Os juro que en aquel momento me pregunté si estaba haciendo algo mal, no podía ser que tuviese tantos inconvenientes cada vez que cruzaba esa puerta.

Lo único que me consoló en aquel instante es que estaba todo perfecto y que realmente estaba preparada para empezar. No me quedaba otra que esperar un mes más. Qué ansiedad. No entendía por qué cada vez que iba allí, algo se torcía. Me costaba cada vez más ser positiva…

El desahogo

Ya había pasado un mes, pero me enfrentaba a un pequeño problema que me estaba angustiando. Fran no podía faltar un día más al trabajo para acompañarme, pero no me sentía con fuerzas para ir sola al hospital. Os reconozco que soy la típica persona que hasta cuando va al médico de cabecera necesita ir acompañada. Y todo es porque me preocupa no enterarme de nada de lo que me digan o no entenderlo bien. Así que me di cuenta de que necesitaba hablar con alguien sobre lo que estaba pasando y que me dijese que todo iba a ir bien. Sabía que me faltaba un abrazo de alguien querido, que no fuese Fran (que el pobre ya me estaba apoyando bastante).

Pensé en mi mejor amigo, pero cada vez que imaginaba cómo enfocar la conversación me quedaba en blanco. Me creaba mucho estrés no saber cuál iba a ser su reacción. Me daba miedo que no me comprendiese, que pensara que estaba obsesionada. No sabía qué hacer, pero al final, me decidí. Era mi mejor amigo, ¿no? Me llené de valor y se lo conté. Le expliqué la situación que estábamos viviendo Fran y yo debido a la infertilidad. Qué peso me quité de encima.

Mientras se lo estaba explicando, apenas podía contener las lágrimas. Pero su reacción me emocionó. Me echó la bronca por no habérselo contado antes y tan solo me dijo cosas bonitas: que todo iba a salir bien, que tenía un corazón que no me cabía en el pecho... Justo todo lo que necesitaba escuchar en aquellos momentos. Pero lo que más me impactó fue una de sus frases, que me hizo pensar un montón: «Las cosas pasan por algo, Julia, y si ahora mismo Dios no te da un hijo es porque no es tu momento». La verdad es que me alegré de haber compartido con él nuestra angustia, sentí un desahogo muy especial. Me quedé más tranquila.

La pesadilla continúa

Ya me encontraba en la sala de espera con mi amigo. Ese lugar se estaba convirtiendo en mi segunda casa. Conocía cada rincón de ese espacio. Como siempre, estaba tan nerviosa que me temblaban hasta las uñas de los pies. Estaba segura de que ese iba a ser el gran día, pero tenía bastante miedo por los pinchazos y esas cosas. Siempre me habían dado pánico las agujas, pero luego me acostumbré tanto a ellas, que hasta terminé haciéndome un tatuaje. Como dice mi madre: «Para presumir, hay que sufrir». De todas formas, tenía claro que no habría ningún miedo que detuviese mis ganas de ser mamá. Así que volvería a cruzar esa puerta con todas las esperanzas del mundo...

Y mi amigo y yo la cruzamos, cuando nos correspondió el turno, para toparnos con el ginecólogo que me puso en la lista de espera y el que luego me dio el disgusto por lo del peso. Sentí una tremenda frialdad por su parte, no había señal alguna de empatía. Me saludó, porque había que hacerlo, pero sin mirarme siquiera a los ojos. De nuevo, la pregunta temida: «¿Cuánto pesas?». Y yo le contesté que cincuenta kilos, que era lo que me dijo que necesitaba para empezar el tratamiento. De pronto, con una frialdad increíble, me soltó algo inesperado. No daba crédito. Me soltó que necesitaba seis kilos más. Yo me eché a llorar ahí mismo y le repliqué que cómo aquello podía ser posible, que él mismo me había dicho que necesitaba solo cincuenta kilos y que hacía un mes su compañera me había asegurado que todo estaba correcto. Si no habíamos empezado el tratamiento era por las vacaciones de Semana Santa. No me podía saltar ahora con esas.

Impasible me dijo, palabras textuales: «Sin el peso correcto, no podemos empezar. Que pases un buen día». Me quedé de piedra. Me estaba echando de la consulta con unas pocas palabras y sin poder replicar nada. Agaché la cabeza, me levanté hecha un mar de lágrimas y salí por esa puerta que siempre al cruzarla frenaba mis ilusiones.

Ahora mirando con perspectiva aquel momento, no puedo entender cómo no se prepara a los profesionales para que empaticen con los pacientes. No creo que lo mejor sea tener esa sangre fría para tratar con personas que solo buscan luchar por un sueño: ser padres. ¿Cómo pudieron tratarnos así? Lo intento y no encuentro una respuesta. Como profesionales, sería interesante que les impartieran cursillos de cómo tratar a los pacientes con este problema. Es más, cada vez veo más claro que la Seguridad Social debería facilitar ayuda psicológica para todas esas parejas que están pasando por un proceso de infertilidad. Yo sentí que no se le daba la importancia suficiente. De acuerdo, no es una enfermedad de vida o muerte, pero sí es una enfermedad que puede machacar psicológicamente. Solo las personas que hemos pasado por todo esto lo sabemos.

En aquel momento no me podía creer que eso me estuviese pasando a mí. No entendía qué había hecho para merecer semejante trato. Mi amigo tan solo me abrazó lo más fuerte posible e intentó animarme de todas las maneras posibles. Trató de consolarme, pero yo sinceramente en aquel instante no podía escuchar nada.

Solo pensaba en que tenía que contarle a Fran lo sucedido y me daba una pena horrible. Aquella mañana se había ido al trabajo superfeliz, aunque había sentido mucho no poder acompañarme. Al recordar su cara de felicidad, me puse peor, porque me tocaba contarle que nuevamente la consulta había sido en vano. Me sentía estafada, como si se estuviesen burlando de nosotros. Cada vez tenía más preguntas sin respuesta.

Y, de pronto, me di cuenta de un hecho. Mi pobre amigo no podía hacer nada, solo acompañarme, y eso ya fue bastante y siempre se lo agradecí... Pero estaba perdida y no sabía por dónde tirar o qué hacer. Solo tenía unas ganas tremendas de llegar a mi casa, encerrarme en mi cuarto sola y ponerme a llorar sin parar.

5

Gritarlo a los cuatro vientos

Después del último escarmiento, decidí acudir a un ginecólogo privado, toda la información que encontré sobre él era buena. No teníamos dinero para hacer el tratamiento con este profesional, pero sí quería hacerme una revisión con él y preguntarle todo lo relacionado con el tema del peso. Así que pedí una cita.

Me explicó que lo del peso era una excusa por parte de la Seguridad Social, que me habían querido quitar de en medio porque tenían mucha demanda y daban prioridad a las mujeres que tenían más posibilidad de quedarse embarazadas. Sí era cierto que las mujeres que teníamos menos peso o las que pesaban demasiado contábamos con menos posibilidades; de tal manera que con esa medida nos quitaban de en medio. El doctor me recomendó que denunciase, pero no sabía ni por dónde empezar. Por otra parte, estaba preocupada por el trabajo, porque no podía faltar más y tenía miedo de perderlo. No tenía ánimos para meterme en esos berenjenales.

Después de charlar, el ginecólogo me hizo una revisión y me confirmó que estaba perfecta. Me explicó que tenía óvulos para dar y regalar y que sería una buena donante. Yo no lo dudé un segundo, le expresé mi deseo de donar. Pero él me respondió, sabio: «Primero, tú... y luego ya veremos». Me informé también del precio de una inseminación artificial en su clínica. Costaba unos setecientos euros más la medicación, que serían mil euros. Me dijo que yo no necesitaría pincharme, sino que con las pastillas Omifin me iría bastante bien, por mi abundancia de óvulos. El Omifin es un medicamento que se emplea en los tratamientos de reproducción asistida para inducir la ovulación. Esas pastillas son bastante más baratas que otros medicamentos utilizados para la fertilidad. Quedé en que le llamaría en unos días, pero primero tenía que hablar con Fran y hacer números.

Compartir el sufrimiento

Después de todo lo que me estaba pasando y de lo bien que me vino contárselo a mi mejor amigo, me di cuenta de que no podía más con esta situación. Necesitaba contar lo que me pasaba a mi familia, su apoyo era fundamental para mí. Me estaba volviendo loca en esta lucha en solitario junto a Fran contra la infertilidad. Los dos llevábamos todo en silencio, habían pasado cinco años desde que nos dieron la noticia y no parecía que fuese a terminar. La ansiedad me estaba matando por dentro. Todo me estaba resultando demasiado duro. A veces, no podía evitar preguntarme por qué tenía que existir esta enfermedad.

Durante todos estos años de médicos, consultas y hospitales, me había dado cuenta de que la sufrían muchísimas personas. Llegué a consultar un foro donde varias mujeres contaban su trayectoria a las demás y no pude llorar más. A través de internet había leído mucho sobre el tema, pero en ese foro las mujeres se desahogaban contando sus historias. Me vino muy bien descubrir que no estaba sola, pero, por otra parte, con cada nuevo testimonio me quedaba rota. Había mucho sufrimiento entre esas líneas y lo entendía muy bien.

El momento había llegado. No quería sufrir más en silencio ni vivirlo en mis propias carnes. Tenía la sensación de que ya no podía tirar más sola. Y que a Fran le estaba pasando lo mismo. Estaba siendo demasiado para los dos. Así que decidí contárselo todo a mi familia y a mis amigos. Hicieron falta solo unos meses para que lo gritase a los cuatro vientos. Por fin terminaría con las preguntitas que tanto daño me hacían sobre cuándo nos decidiríamos a tener hijos. A cambio vinieron otro tipo de comentarios y frases, pero era de esperar, del tipo: «Verás cómo viene», «Estás obsesionada», «Todo está en tu cabeza…». Según mi estado de ánimo, qué ganas tenía en ocasiones de repartir unas cuantas hostias a tiempo, ja, ja, ja. Sin embargo, en general fue muy positivo, cómo me arrepentí de no haberlo contado antes. No os podéis imaginar la cantidad de sufrimiento en solitario que nos hubiésemos ahorrado.

Una apuesta con mi hermana

De hecho, os voy a contar una cosa, porque me apetece y porque creo que ilustra muy bien las situaciones a las que nos llevó el silencio. Aproximadamente, tres años antes de nuestra confesión, mi hermana me dijo: «Oye, ¿y si buscamos un bebé y nos quedamos embarazadas a la vez?». Obviamente, mi hermana no sabía nada de nuestro problema de infertilidad. No supe reaccionar. Y le seguí el juego. Le contesté: «Venga, vale. Este mes nos quedamos». Ahora me hace gracia. Y me pregunto también por qué le dije aquello. Tal vez lo más fácil hubiese sido disimular e inventar cualquier excusa: «Uf, qué va. Yo no quiero niños». Yo sabía perfectamente que no me iba a quedar, pero acepté el reto.

Mi hermana se quedó ese mismo mes embarazada. Mi sobrina, de hecho, ya es toda una mujercita. Yo me convertí en su madrina y se llama Julia, como yo. A veces me da por imaginar que si yo también me hubiese quedado embarazada ese mismo mes, ahora tendría una mujercita o un hombrecito paseando por casa. Pero obviamente no fue así.

Os preguntaréis qué sentí cuando me enteré de que mi hermana sí había podido quedarse embarazada. Solo alegría. Nunca me afectó que otras mujeres se quedasen embarazadas y yo no. Todo lo contrario. Me provocaba una alegría enorme que ellas no sufrieran la maldita infertilidad, que no tuvieran que luchar en la misma guerra que yo. Aquella noticia que me dio mi hermana fue la mejor que pudo darme. Y fue maravilloso cuando la pequeña Julilla vino al mundo, así la llamo aún hoy.

Pero volvamos a mi discurso. Nunca me arrepentiré de haber compartido mi sufrimiento. Ahora ya no tendría que ocultar mis consultas, mis miedos, los tratamientos, mis frustraciones, deseos y anhelos. Ya la gente que queríamos sabía cuál era nuestra lucha. Y contábamos con ellos para que estuviesen a nuestro lado, para que cuando los necesitáramos, pudiésemos aferrarnos a una mano amiga.

Inseminación artificial por lo privado

Fran y yo decidimos arriesgarnos e ir por lo privado. Su costo iba a suponer un esfuerzo y un sacrificio, pero creímos que ese era el paso que teníamos que dar para continuar avanzando en nuestro sueño. Nos pusimos manos a la obra, ilusionados. Me bajó la regla a mitad de mes. Así que nos organizamos. No cobrábamos obviamente hasta principio de mes, pero como no teníamos dinero y no queríamos esperar otro mes más, le pedí prestado dinero a mi hermano.

El ginecólogo nos explicó cómo iba el proceso. Tenía que comprarme las pastillas, que me costaron unos treinta euros, y luego una inyección de doscientos euros. Si hubiera sido el tratamiento a través de inyecciones no me lo hubiese podido costear.

Primero, tendría que tomar las pastillas durante una semana. El doctor me revisaría entonces para ver cómo iban mis óvulos y si todo marchaba bien, volvería a citarme tres días después, y si se confirmaba que todo estaba correcto, entonces me daría cita para hacerme la inseminación artificial.

La inyección me la debería poner la noche antes a la inseminación. Fran tendría que entregar entonces la muestra de semen, justo el mismo día. Si vierais la cara que puso el pobre cuando el ginecólogo le informó de que tenía que estar un mínimo de tres días de abstinencia sexual antes de la entrega… No se lo esperaba para nada y yo no pude reprimir una carcajada.

Recibimos de golpe toda esa información y teníamos que procesarla, pero lo cierto es que yo ya estaba en una nube. No podía creerme que después de todo lo que habíamos pasado por fin se haría realidad el tratamiento. En aquel momento no tenía ni idea de que tan solo acabábamos de comenzar. Aquel ginecólogo nos dijo que si me quedaba embarazada, lo más probable es que viniesen al mundo dos criaturas… y no se equivocó, pero pasarían bastantes años hasta que su predicción se hiciese realidad.

6

Días de ilusiones y nervios

No nos podíamos creer que ya estuviésemos en marcha con el tratamiento. Nos pusimos ilusionados manos a la obra. Durante la primera revisión todo estaba correcto. Los óvulos eran pequeños, pero estaban muy bien. Tenía varios en cada ovario, así que todo iba viento en popa a toda vela. Salí supercontenta de la consulta. Hacía tiempo que no me encontraba tan feliz, por fin la vida me regalaba algo bueno.

En la segunda revisión, todo seguía ok. Por lo tanto, aquella misma noche me tenía que pinchar la inyección. Le pregunté al ginecólogo que para qué servía y me explicó que todo lo que estábamos haciendo era para inducir la ovulación. Todo tenía que estar perfecto para el día que me practicasen la inseminación. El día adecuado, según mi calendario hormonal, caía en domingo. Esa era una de las ventajas de hacerlo por lo privado, que daba igual el día que fuese, si era el adecuado.

Una inyección de esperanza

Me tocaba pincharme. Era un momento crucial, pero yo estaba mareada. Ahí estaba mi miedo de siempre a las agujas, que, sin embargo, serían mis fieles compañeras y mejores amigas durante todos estos años de lucha. Menos mal que Fran estaba a mi lado, porque él fue el encargado de pincharme. Era imposible que yo lo hiciese sola, el pánico me podía. Realmente no fue para tanto (sin duda, mi chico me pinchó muy bien, ja, ja, ja), solo me picó un poco, pero nada más. A veces nos puede más el miedo, luego las cosas no son tan terribles, nuestra imaginación nos juega malas pasadas.

Después del pinchazo estaba realmente feliz, no podría definiros cómo me sentía en aquellos momentos. Era consciente de que ya llegaba el gran día de la inseminación. Aquella noche no pude pegar ojo. Mi cabeza no paraba de dar vueltas. Todos mis miedos estaban ahí, haciéndome una visita. Tenía un montón de dudas. Y un cóctel de sentimientos a punto de estallar. Pero solo había una pregunta que dominaba todo lo demás, aunque no quería reconocerlo: ¿Y si no funcionaba? Eso era un auténtico quebradero de cabeza para mí.

No tenía más dinero para continuar y tratar de hacer otro intento más. No podíamos permitírnoslo. Además, yo continuaba muy preocupada por mi trabajo, pues estaba faltando bastantes días. Por suerte, mi jefe entendía mi situación, pero no podía evitar una cierta intranquilidad. Quería ser positiva y estaba segura de que funcionaría a la primera. Fran y yo pronto cumpliríamos nuestros deseos de ser padres…

Quince días agridulces

Salí encantada de la inseminación. No me dolió nada. ¡¡¡Ya estaba embarazada!!! Así me sentía. Es difícil de explicar. Ahora tocaba una nueva fase. Tenía que continuar con mi vida normal, con un poco más de cuidado, pero sin exagerar. No me podía permitir estar tirada todo el día en el sofá. Me tomé unos días de relax en casa antes de regresar al trabajo. Y en quince días sabríamos si el tratamiento había funcionado o no. Pero la esperanza es lo último que se pierde y estábamos convencidos de que todo iba a tener un buen final.

Aquellos días se me hicieron eternos. Trataba de distraerme con cualquier cosa y sobre todo no pensar, pero era tan difícil para mí. Fueron quince días agridulces. No noté ningún cambio especial en mi cuerpo. Contuve mis ganas de hacerme un test de embarazo antes de la fecha adecuada, pero cada vez que me ocurría, trataba de distraerme para no caer en la tentación. Si te lo hacías antes de tiempo, podía dar un falso negativo.

Cada dos por tres iba al baño y no era porque tuviese ganas de hacer pis (ese era uno de los primeros síntomas), sino para mirar si estaba manchando un poquito o no, porque ese sangrado podía anunciar que se había dado con éxito la implantación. El sangrado tras la implantación es un proceso del todo natural y suele aparecer una o dos semanas después de la fecundación del óvulo en una inseminación artificial. Pero nada, toda mi ropa interior estaba impoluta, ni una gota de sangre. Lo único que veía eran restos de progesterona, como un flujo blanco muy desagradable, pero algo muy necesario en esos momentos.

Rota de dolor

Por fin llegó el gran día. Fran y yo estábamos muertos de nervios con el test en la mano. Esperábamos de todo corazón vivir un día inolvidable... y así fue, pero porque se convirtió en una jornada negativa y gris. Me hice el test y salió negativo. El tratamiento no había funcionado.

Estaba rota por el dolor, pero intentaba disimularlo y hacerme la fuerte. Para mí era importante que tanto Fran como mi familia no me viesen destruida ni desencantada. Así que puse mi mejor cara y les transmití que no pasaba nada: si no me había quedado embarazada en esta ocasión, me quedaría en el próximo intento. No hacía más que repetirles que estaba bien, pero no era cierto. Tenía muchísima ansiedad y no sabía qué hacer con ella.

Debido al tratamiento nos habíamos quedado sin dinero y necesitábamos cierto tiempo para volver a ponernos al día. No tenía más posibilidades de hacerme una nueva inseminación en la clínica privada y eso me tenía muy frustrada. El querer hacerlo y no poder me dolía demasiado. Se me juntaron demasiadas emociones negativas: tristeza, enfado y dolor.

No tenía más remedio que aceptar la realidad. Era lo mejor que podía hacer en aquellos momentos. Pero me di cuenta de que no iba a rendirme, no estaba dispuesta. Y sabía que Fran tampoco. No tiraríamos años de lucha por la borda. Las batallas a veces son demasiado largas y la victoria cuesta ganarla, pero teníamos que recuperar las fuerzas y continuar peleando. En esos momentos, más que nunca, necesitaba ser mamá.

Así que tomé una nueva determinación: iba a engordar esos kilos que me exigían desde la Seguridad Social. No iba a parar. Si había podido engordar esos tres que me habían pedido, conseguiría esos seis kilos para iniciar de una vez por todas el tratamiento. Nadie nos iba a frenar y saltaríamos los obstáculos que hiciesen falta. Estaba segura de que más tarde o más temprano Fran y yo seríamos padres.

7
Infertilidad desconocida

Después del tratamiento fallido, pasaron un año y ocho meses hasta que conseguí los seis kilos de más que me pedían en la Seguridad Social. La vida continuaba, pero mis picos de ansiedad trabajaban en mi contra y me era imposible coger peso. Una amiga me recomendó un jarabe que te abría el apetito y gracias a él conseguí engordar. No lo pasé bien, porque uno de sus efectos secundarios era el sueño e iba a trabajar más muerta que viva. Por suerte, ese efecto tan solo duró unas semanas, luego mi cuerpo se hizo al jarabe.

La maldita ansiedad

La ansiedad y los nervios, no me voy a cansar de repetíroslo, no son buenos compañeros de viaje en la vida. La ansiedad convertía en sufrimiento el pasar por una tienda de bebé. Ese simple acto me dolía mucho. Según iban pasando los años mis hermanos se convertían en papás, estas noticias familiares suponían una alegría enorme, pues iban llegando mis pequeños sobrinos del alma, pero el dolor que sentía era inevitable. Notaba una sensación extraña, porque me alegraba y disfrutaba mucho de estos acontecimientos; es decir, que no me afectaba la felicidad inmensa de mis hermanos que veían cómo crecían sus familias con nuevos miembros, pero se iba asentando un desconsuelo en mi interior que me afectaba.

Sin embargo, también conseguí controlar esa ansiedad con el paso del tiempo y poco a poco fui logrando que pasar delante de la tienda de un bebé no fuese un suplicio ni se me hiciese un nudo en la garganta. O que mirase también con agrado a una mamá con su carrito e incluso se me dibujara una sonrisa en el rostro, porque imaginaba que algún día yo también pasearía con mi propio carrito.

Durante los primeros años sí me decía a mí misma que estaba obsesionada con quedarme embarazada, pero después me di cuenta de que no era una obsesión, sino que tenía un problema de infertilidad. Esa era la pura realidad. Lo cierto es que llegué a tal punto que me hacía, a veces, dos test de embarazo al día. En ese momento, que nadaba en la ignorancia todavía, sí podía calificarse de obsesión. Pero ahora sabía que ahí había un problema de infertilidad desconocida, que fue lo que me diagnosticaron.

La relación con el entorno tampoco facilitaba la situación. Primero, aguanté mucho la pregunta estrella: «¿Para cuándo un bebé?». Pero, luego, vino la frase clave: «Eso es tu cabeza, relájate y ya verás qué bien» o «No te obsesiones que es peor». Según mi estado de ánimo me las tomaba de una manera u otra. A veces, me encontraba al límite y pensaba ya en plan grosero: «¿Os podéis meter la lengua en el culo?». Ay, no me gusta hablar así, pero es que… No podía controlar esos pensamientos y me quedaba con ganas de decírselo así de claro a todas esas personas que iban de listos por la vida y no tenían reparo alguno en soltar las típicas frases, que ni ayudaban ni aportaban nada a lo que estábamos viviendo. Desde estas páginas hago un llamamiento: basta ya de esas frases que hacen daño, pero sobre todo causan enfado. A mí me ponían de muy mala leche y llegó un momento que estaba ya aburrida de ellas. Pasado un tiempo supe diferenciar muy bien lo que era obsesión y lo que no. No me hacía falta escuchar frases que solo contribuían a alimentar la ansiedad.

Cara a cara con la Seguridad Social

Ya estábamos en el año 2016. Ahí estaba de nuevo. Lo había vuelto a conseguir, pesaba cincuenta y seis kilos. No había vuelta atrás. ¿Qué quería decir esto? Que volvía otra vez a los tratamientos. La Seguridad Social ya no tenía ningún motivo para echarme atrás nada. Además, tenía otra ventaja. Yo ya no era esa niña de dieciocho años, esa que todos habían visto tan joven. No podía evitar pensar que uno de los motivos por los que me trataron como lo hicieron fue mi edad. En la sala de espera yo siempre me topaba con parejas mucho más mayores que yo, de treinta o más. Entonces ¿qué hacía una chiquilla aparentemente sin problema alguno en una sala de espera de reproducción asistida? Para ellos, parece ser que no hacía absolutamente nada en esa sala. ¿No creéis que por ahí pudieron ir los tiros?

No podría explicar a nadie lo que sentí al verme de nuevo entrando por esa puerta por la que salí hace unos años partida en dos, creyendo que no valía nada, que nadie me tomaba en serio ni se molestaba en entenderme. Para mí, todo lo de la infertilidad jugaba en mi contra. Pero lo que no me esperaba para nada fue encontrarme nuevamente cara a cara con el ginecólogo que me dijo con unas pocas palabras: «Aquí no haces nada, adiós».

No os podríais imaginar la cara que puse al verlo. Me di cuenta de que le había cogido miedo, os lo juro. Me hacía adelantar acontecimientos y que mi cabeza empezase a pensar solo cosas negativas. Reviví nuevamente los peores momentos y el corazón se me salía por la boca. Yo estaba tranquila durante la espera en la sala, pero al entrar por esa puerta y verlo, comencé a temblar. Todo mi cuerpo reaccionó.

La cosa había cambiado un poco, aunque seguía con cara de amargado, ahora estaba segura de que ya no tenía ninguna excusa para poder echarme de allí como si yo fuese una mierda. ¡¡¡No me pesó!!! ¿Os lo podéis creer? Aunque yo sabía con certeza que pesaba los cincuenta y seis kilos exigidos, y si me apuráis casi había llegado a los cincuenta y siete. Pero ahí estaba yo con un pánico tremendo a que surgiera cualquier otro inconveniente.

Directamente me hizo una eco vaginal, sin pesarme ni nada, como si fuera lo que menos le importase en ese momento. Para mí esta nueva actitud me demostraba que realmente lo del peso fue una excusa para echarme, que lo que vieron delante fue a una niña. Esta vez, me informaron de que todo estaba correcto, pero que como había pasado tanto tiempo necesitaban una analítica actualizada. Y también me pidieron otra analítica de Fran así como su prueba para ver cómo andaban los bichitos..., pero nada más.

Me explicaron que me veían con posibilidades de quedarme embarazada con la inseminación artificial, pero que todo se pondría en marcha en cuanto examinaran los resultados de lo que me habían pedido. En un principio, empezaríamos con seis intentos a través de la inseminación artificial, pero si no me quedaba embarazada, pasaríamos a la lista de espera de la fecundación in vitro.

Una vez que salí de la consulta, no quise pensar en esa otra lista de espera, no, sino que deseaba concentrar todas mis energías en que me iba a quedar embarazada con la inseminación. Si luego esto no se hacía realidad, ya tendría tiempo para lamentarme. Necesitaba estar con energía positiva y no adelantarme a los acontecimientos. Tocaba más de lo mismo, tenía que esperar a que me bajase la regla para poder comenzar de nuevo un tratamiento que ya conocía bien...

8
Seis intentos de inseminación artificial

Aquí me tenéis frente a mi historial clínico. No sabéis lo que me está ayudando a contar esta historia. Por si no os lo he dicho antes, os lo confieso ahora. No me despego de estas páginas, pero a la vez es muy doloroso para mí. Por eso no he hablado claramente de ello hasta ahora. El historial clínico me permite contaros todo con una precisión objetiva, con las fechas exactas. Me permite llamar las cosas por su nombre. Como habéis visto, puedo así explicar los tratamientos por los que fui pasando, las pruebas que me fueron realizando, los medicamentos que fui tomando… Todo paso a paso. Es duro estar frente a todas estas páginas, pero a la vez son necesarias para mi diario.

Cada uno de esos informes es objetivo y frío. Y cuentan una historia muy diferente a la que viví. Para que me entendáis, a esas páginas les falta el corazón, mis emociones, mis miedos, mis frustraciones… No tienen alma. A esas páginas les falta lo que yo viví. En esos informes no se refleja lo sola que me sentí (a pesar de tener a mucha gente que me quería a mi lado y, sobre todo, a mi pareja) o la falta de empatía que me devolvieron algunos profesionales de la salud.

Ahora tengo frente a mí los informes de cada inseminación artificial que pude llevar a cabo a través de la Seguridad Social. Ahí estaba yo, como si fuese Hércules, ante seis pruebas (que para mí fueron como si realizara las doce de este dios)... Seis inseminaciones fallidas para poder quedarme embarazada.

Primer intento fallido

6 de octubre de 2015

Cuando comencé con la primera inseminación, yo fui con la esperanza de que no hiciese falta ninguna otra. Ahora me río por no llorar, pero necesitaba esa actitud y ese positivismo para poder afrontar la situación. Yo confiaba que esa vez iba a ser la definitiva.

Me hicieron un control previo para ver que todo estaba ok, que tenía una buena reserva ovárica. Así que empezamos con los pinchazos. En la clínica privada fue con pastillas, pero aquí me pincharon. No, no me escapaba de mis temidas agujas.

Tenía que pincharme una vez al día a la misma hora. Me indicaron cómo hacerlo, debía tener cuidado y cada jornada pincharme en un lado diferente de la tripa. Me lo explicaron a mí, porque pensaban que era yo la que iba a pincharme. Obviamente, no iba gritando a los cuatro vientos mi pánico por las agujas.

Para quitar un poco de dramatismo al asunto, os voy a contar una anécdota relativa a esto para que nos riamos un rato.

Una noche tenía que pincharme, pero ese día Fran salía más tarde del trabajo y no llegaba a la hora necesaria. Me dije que no pasaba nada, que me iba a ir a casa de mis padres, que vivían a nuestro lado, y que le pediría a mi padre que me pinchara. Pues bien, aquel día mis padres tampoco estaban en casa. Se acercaba la hora y yo estaba realmente preocupada. Soy muy alemana y si durante esos días me había pinchado a las nueve y catorce de la noche, el resto de las veces me tenía que pinchar exactamente a esa hora. Sí, lo reconozco, tenía esa paranoia en la cabeza. Estaba claro que no pasaba nada si me pinchaba un poco antes o después, pero yo tenía que pincharme a esa hora sí o sí. Total, que estaba llegando la hora y no había nadie que pudiese ayudarme.

Así que me armé de valor y pensé: «Julia, tú puedes». Me empezaron a entrar unos sudores fríos y me dispuse a intentarlo. Ay, mirad, yo no era capaz de hincar esa aguja en la tripa. Cada vez que lo intentaba, me mareaba. Yo quería con toda mi alma pincharme, pero no podía. De hecho, aún hoy no puedo. Bueno, el asunto es que mi hermana vivía puerta con puerta y escuché de repente que entraba en su casa. Salí como alma que lleva el diablo… Me encontré con mi hermana y mi cuñado. Y les dije: «Pinchadme alguno de los dos». Mi cuñado, todo un valiente, me soltó: «Venga, te pincho yo. ¿Dónde te pincho?». Y vaya que si me pinchó. ¡¡¡Dos veces!!! No se le ocurrió otra cosa que pincharme la primera vez y soltar la jeringa, sin apretar el émbolo ni nada. La jeringa rebotó y salió disparada. Aquello fue un desastre, pero no parábamos de reírnos. En el segundo intento ya supo hacerlo. Mientras os lo estoy escribiendo, no puedo evitar reírme sin parar.

Bueno, volvamos al asunto. Después del control, nos mandaron a la cuarta planta del hospital para recoger el medicamento. Ese día sí que había podido acompañarme Fran. En un principio no iba a venir para no faltar al trabajo, pero quiso estar conmigo en esta primera consulta, obviamente al resto no podría acudir. Pero ¡ya me encargué yo de que a cada consulta pudiese acompañarme una persona diferente! Flipé a colores, porque yo pensaba que podría recogerlos en cualquier farmacia en la calle, pero no tenía ni idea de que los hospitales tuviesen su propia farmacia. ¿Os podéis imaginar que estuvimos esperando más de tres horas hasta que nos tocó el turno? Qué lento iba todo. Menos mal que me dieron todo lo necesario, el medicamento que me habían recetado y también la progesterona, aunque no tuviese que usarla hasta el final del tratamiento.

13 de octubre de 2015

Fui a mi primera revisión y me hicieron un control folicular para ver cómo estaba reaccionando al tratamiento. No olvidemos que estaba en un proceso de estimulación ovárica controlada para provocar el desarrollo folicular. En este tipo de control se realiza una ecografía pélvica para seguir la evolución de los folículos hasta el momento de la ovulación. En esa primera consulta me dijeron que si en la siguiente revisión continuaba con tanta ovulación, tendríamos que cancelar el tratamiento. Pero ¿cómo podía pasar eso? De nuevo, no entendía nada. Me explicaron entonces que cuando se formaban muchos óvulos en un mismo tratamiento de inseminación artificial, no se podía llevar a cabo. Así que algo nuevo aprendí ese día, otro motivo para añadir a mis miedos y más preguntas sin respuesta.

16 de octubre de 2015

Que no cunda el pánico, en la siguiente revisión solo habían crecido de todos los folículos, dos. Eso era perfecto y no había ningún inconveniente para realizar la inseminación. En esta ocasión iba todo viento en popa a toda vela. Según la ecografía, en el ovario izquierdo, el folículo medía 18-19 mm y el del ovario derecho, entre 15 y 16 mm, medidas ideales. Para aquellos que sois principiantes, los folículos son fundamentales para nuestro proceso reproductivo. Son unas estructuras que se sitúan en los ovarios, son como el hogar de los óvulos y se encargan de protegerlos y nutrirlos durante su crecimiento. Así que la ginecóloga me informó de que todo estaba en marcha. Aquella noticia supuso un alivio para mí, porque había ido con mucho miedo por si me cancelaban el tratamiento, pero no fue así. Aquel día tuve el dos por uno de las buenas noticias. ¡Seguíamos adelante con el tratamiento y me dieron, por fin, fecha para la primera inseminación! Nunca antes había salido tan feliz de una consulta.

19 de octubre de 2015

Por fin llegó el día señalado. El de la inseminación. Y fue prácticamente igual que cuando me lo hicieron en la privada: rápida y nada dolorosa. Los «bichitos» de Fran fueron unos diecisiete millones, una cifra que, según la ginecóloga, no era de las mejores, pero tampoco mala. El mismo día de la inseminación comencé con la progesterona. Una dosis de 200 mg al día en forma de óvulo vaginal que me administraba por la noche. Si me bajaba la regla debía suspender este tratamiento. Así que ya me tocaban quince días de espera; al principio estas jornadas eran pura desesperación, pero ya os adelanto que tuve que acostumbrarme a llevarlo con paciencia.

Ya os habréis percatado de que el resultado fue negativo, imaginaos qué decepción sufrimos. Como siempre yo me había sometido a todo convencida de que iba a ser positivo. Lo bueno que me llevé de todo esto es que no sabéis lo que disfruté durante esos quince días pensando que estaba embarazada. ¡¡¡Cuando lo consiguiese iba a ser toda una fiesta!!!

¿Cuál era entonces el siguiente paso? Llamé para dar la noticia de que el resultado había sido negativo. Tenía que dejar correr ese mes y cuando me viniese la siguiente regla, activar todo de nuevo para un siguiente intento. ¡¡¡Otra vez un periodo de espera!!!

Segundo intento fallido

Ya casi estaba terminando el año y ahí estábamos para un nuevo intento por la Seguridad Social. Esta vez, en esta primera consulta, me acompañaron mis padres. Todo el proceso iba a ser igual, pero en esta ocasión, para el tratamiento de estimulación ovárica me prescribieron Menopur.

Como ya estaba viendo que era habitual, nos pasamos horas y horas en el hospital. Primero, hasta que pudimos entrar en la consulta y después la larga espera en la farmacia para que nos proporcionasen el medicamento. Pero, os lo digo en serio, hubiese esperado mil horas más.

Ya os habréis dado cuenta, y os diré que es algo que siempre me ha llamado la atención y no me gusta de la Seguridad Social, de que en cada revisión me encontraba con un ginecólogo diferente. Cada uno tenía su forma de ver las cosas. Esta vez, en mi opinión, llevaron a cabo algunos cambios que me parecieron extraños y nunca supe por qué. En cada revisión me decían una cosa distinta. No sé, imagino que era así a través de la Seguridad Social y que no podía ser de otra manera.

11 de diciembre de 2015

Llegó el día de la inseminación y tuvimos malas noticias. Los «bichitos» de Fran se habían quedado en dos millones, pero había una explicación. Aquel mes había pillado un resfriado y tuvo fiebres muy altas. Al parecer las fiebres afectaban a los «bichitos». Dos millones era una cantidad demasiado baja. Tal vez penséis que dos millones son un montón y que solo se necesita uno para quedarse embarazada (sí, yo me hacía el mismo razonamiento), pero resulta que para una inseminación no es suficiente.

Os voy a facilitar cantidades para entenderlo mejor. El volumen normal de semen varía de 1,5 a 5,0 mililitros por eyaculación. Y el conteo de espermatozoides sería más o menos de veinte a ciento cincuenta millones por mililitro. Pues bien, el sesenta por ciento de los espermatozoides debería tener una forma normal y la capacidad para moverse rápido y en línea recta. A ese movimiento concreto de los espermatozoides se le llama motilidad. Por eso, recordad que ya la primera vez que fueron diecisiete millones de «bichitos» me avisaron de que no era una cantidad brutal, pero según los ginecólogos entraba dentro del baremo necesario, pero dos millones… Aun así, me hicieron la inseminación. Sin embargo, este segundo intento también fue fallido. No pasé mis mejores quince días, no pude parar de hacerme la misma pregunta una y otra vez: «¿Y si vuelve a fallar…?». Continuaba con esperanza, nunca la perdía, pero sí que tuve varios pensamientos negativos recurrentes.

El test de embarazo me lo tenía que hacer el 26 de diciembre, pero decidí hacérmelo el 25, porque pensé que si salía positivo sería un pedazo de regalo de Papá Noel. Mejor que me lo hubiese hecho el día que me correspondía. El resultado fue negativo y eso me fastidió el día de Navidad. Mejor que me hubiese quedado quietecita, pero años después volvería a caer en la misma piedra. ¡Más adelante os lo contaré!

Tercer intento fallido

23 de febrero de 2016

Como dice mi madre a la tercera va la vencida, otro nuevo intento. Esa frase me motivó lo suficiente para entrar superpositiva a la consulta. Tras lo ocurrido con los «bichitos» de Fran, le pidieron otro seminograma. Esta vez el resultado fue de diez millones, continuaba siendo bajo, pero no suponía, de momento, ningún impedimento. En esa ocasión me hicieron tomar Puregon 50 para la estimulación ovárica.

1 de marzo de 2016

De nuevo este tercer intento tuvo un resultado negativo. Ya se me estaba haciendo cuesta arriba. Pero ¿qué era lo que estaba pasando? Si Fran estaba bien y yo también, ¿cuál era el problema? Además, estaba claro que el tratamiento estaba funcionando, que los óvulos estaban perfectos para ser fecundados con el esperma... En la llamada para confirmar mi nuevo negativo, le pregunté a la recepcionista qué podía haber sucedido. Obviamente no supo qué responderme. Pensándolo bien, qué hacía yo preguntándole a la pobre recepcionista. Estaba tan desesperada que ya no pensaba bien las cosas.

Estaba ya tan harta de intentos y pinchazos, que fui consciente de que psicológicamente me estaba empezando a afectar. Como os he escrito en otras ocasiones tenía claro que jamás iba a tirar la toalla, pero había momentos en los que ya no podía más. Pero, calma, no pasa nada por tener esos instantes durante el proceso; es normal que durante la batalla se pierda un poco la moral ante los fracasos. Solo hay que recargarse de nuevo de energía y volver a la lucha... Así que me permití unos días de estar mal y desanimada, pero para coger fuerzas y estar positiva para el cuarto intento.

Cuarto intento fallido

27 de abril de 2016

El tiempo pasaba rápido, pero a mí todo este proceso se me estaba haciendo muy largo. No obstante, ya sabéis que fueron dieciséis años de lucha. Desde el 2008 hasta 2024 en que os estoy escribiendo este diario. Sí, el final va a ser feliz, ya lo sabéis, llevo veinte meses con mis hijas a mi lado… Me emociono cada vez que las nombro. Por ellas todo esto ha merecido la pena. Así que continuo con la crónica de todo lo que pasé. ¿Adivináis que pasó con el cuarto intento? ¡¡¡Correcto!!!… Negativo. Si bromeo es porque de todo lo malo hay que sacar algo bueno. Lo sé, si algunas de vosotras, mientras leéis estas páginas estáis pasando por lo mismo que yo, no os va a hacer gracia esta broma, pero os lo digo de verdad, si las cosas pasan así es por algo. Si Dios aún no os da la bendición es porque está preparando algo. Vuestra fecha está escrita, simplemente tenéis que seguir esperándola a la vez que lucháis sin descanso.

Quinto intento fallido

Después del cuarto intento por la Seguridad Social y el que me había hecho por la privada, los negativos ya me pesaban hasta tal punto que no quería someterme a más inseminaciones artificiales. La esperanza es lo último que se pierde, pero os reconozco que en esta ocasión la perdí, no quería volver a pasar por lo mismo. Así que estaba totalmente decidida a renunciar a los dos que me quedaban. De esta manera, deseaba acelerar la lista de espera para someterme a la fecundación in vitro y estaba segura de que mi dolor disminuiría.

Mi sorpresa fue que cuando le comenté al ginecólogo de turno que quería rechazar los dos últimos intentos que me quedaban para que directamente me pasaran a la lista de la fecundación in vitro y me contestó que eso era imposible. Que tenía que agotar los dos últimos. Por más que le insistí en que estábamos perdiendo el tiempo y que si no se daba cuenta de que llevábamos cuatro intentos fallidos más el que me había hecho por la privada, no dio su brazo a torcer. Salí muy enfadada de esa consulta, porque como ya era habitual, cuando se me cruzaban este tipo de obstáculos en el tratamiento, no entendía nada. Siempre trataba de sacar conclusiones: ¿por qué no podía renunciar a esos dos intentos? Llamadme loca, pero lo único que se me ocurrió es que todo era por dinero, pues el tratamiento de la fecundación in vitro era más costoso. No digo que la culpa fuese de ese ginecólogo en concreto que se negó, entiendo que tenían un protocolo que seguir, pero precisamente es ese protocolo el que no podía entender ni entenderé jamás… Así que nada, vuelta a empezar.

Me propuso que podía descansar durante un tiempo y que cuando estuviese preparada, llamase de nuevo para retomar el tratamiento. A mí me salió del alma lo que le contesté: «Sí, hombre, eso jamás. ¿Estamos locos o qué? ¡¡¡Después de todo este tiempo, no voy a esperar más!!! Me hago ya los dos intentos que me quedan».

Así que ese mismo día acabé nuevamente en la puerta de la farmacia para recoger el tratamiento y empecé así con el quinto intento. Cero ganas, cero positivismo, cero ilusión… Y todos los ceros que se os ocurran. Eran tantos ceros que hasta un día se me olvidó pincharme a la hora que me tocaba. Cuando estaba en la cama, me di cuenta. Fran tampoco se había acordado. ¡Menudo compañero! ¡Es broma, por Dios! El pobre llegaba a casa reventado del trabajo. Pero con este olvido, imaginaos el nivel de desesperación que tenía yo en esos momentos. Pues nada, más de lo mismo: quinto intento fallido, como era de esperar. No sé, había algo que me decía que no, que lo intentase las veces que lo intentase, no iba a funcionar. Os lo juro que lo sabía, que mi cuerpo me estaba avisando. Si me estaba sometiendo a estos intentos solo era porque si no, no podría entrar en la lista de espera.

Así que os voy a confesar una cosa: fueron los dos intentos más felices de mi vida. Los días se me pasaban volando. En el momento del test, no os lo voy a negar, sentía mariposas en la tripa, pero una vez que daba negativo, ya no soltaba ni una lágrima. Me había jurado que no volvería a llorar más, bastante había llorado ya… Nunca más volví a llorar por un test negativo.

Sexto intento fallido

No recuperé la ilusión con la que comencé los primeros intentos, solo quería que esta etapa terminase ya. Estos dos últimos los hice por obligación. Algo me decía que no era mi momento. No podía más y en el fondo me cabreaba bastante estar viviéndolo de esta manera. No quería abandonar mi sueño de ser mamá, pero estaba demasiado cansada de las inseminaciones artificiales.

Me sometí al mismo tratamiento que las anteriores veces. El proceso fue igual. Lo único que podía cambiar era el resultado final, pero de nuevo tuvimos un pedazo de negativo. Esta vez no hizo falta ni el test, me bajó la regla antes de tiempo. Ni una lágrima. Estaba sorprendida de cómo estaba reaccionando ante estos fracasos, tal vez me estaba construyendo un muro contra el dolor y me autoengañaba a mí misma de que no me afectaban esos resultados, pero creo que en realidad me estaban doliendo igual o más que antes.

Había acabado agotada de esta lucha y me había hecho incluso inmune al dolor, pero mi sueño de ser mamá continuaba intacto. Volvía a empezar desde cero. Nuevamente comenzaron las preguntas y las dudas. En el fondo, seguía confiando que algún tratamiento iba a funcionar. Lo que más me desesperaba era que no me decían nada, solo que todo estaba bien. Pero eso no podía ser, porque no me quedaba embarazada, luego algo tenía que haber… ¿Qué?, ¿qué era lo que me pasaba? ¿Por qué no me hacían más pruebas?

Sinceramente, me parecía que jugaban con los sentimientos de las personas. Y mira que me cuesta escribir estas cosas, pero por mucho que los profesionales hubiesen estudiado y fuesen especialistas en el tema, no podía asimilar que me dijesen que todo estaba perfecto por mi parte y por la de Fran. Después de tantos años en los que había tratado de quedarme embarazada naturalmente y también haberlo intentado siete veces por inseminación artificial, no lo había conseguido. Por eso, me negaba a aceptar que todo estuviese bien. Os juro que llegó un momento en que me dolía más no saber el motivo que el no quedarme embarazada.

9

Un nuevo paréntesis

Durante los dos años que estuvimos en la lista de espera para la fecundación in vitro, Fran y yo seguimos intentando ser padres de manera natural. Pero nada, no tuve ni un solo retraso. No obstante, fue una buena época, porque no lo llevé nada mal, aunque deseaba que llegase esa llamada que tanto anhelábamos.

Tampoco pisé una consulta de un ginecólogo ni por lo público ni por privado. Ni siquiera me hice la revisión anual. Había acabado tan agotada psicológica y físicamente que decidí darme un descanso de médicos y demás. No fue tirar la toalla ni mucho menos, sino permitirme un respiro, pues llevaba muchos años luchando contra la infertilidad y no sabía cuánto tiempo me quedaba aún de estar en el campo de batalla.

Lo cierto es que ni un solo mes perdí la esperanza de que ese fuese el definitivo, aquel en el que vendría el bebé que tanto deseábamos. Cada mes controlaba los días en los que se producía la ovulación y Fran y yo hacíamos el amor en las posturas que supuestamente había más posibilidades de poder concebir. También, os vais a reír, después de hacerlo, yo me quedaba con las piernas hacia arriba y Fran me ponía unos cojines debajo para que estuviese lo más cómoda posible. Y así en esa postura me quedaba unos treinta minutos.

Por otro lado, me quedé con una copla de los tratamientos de la inseminación artificial: cuando Fran tuvo que entregar las muestras de semen, nos explicaron que durante tres días no podía hacer nada; es decir, que tenía que practicar la abstinencia sexual. Entonces yo calculaba el día de la ovulación y durante tres días no hacíamos nada de nada.

La verdad es que probamos de todo durante este paréntesis de tiempo: los test de ovulación, cambiamos nuestra alimentación e incluso dejamos de fumar (pero os reconozco que volvimos…, no fue un para siempre…). Yo lo tenía claro, por intentos que no quedase. Pero continuamente regresábamos al punto de partida. No teníamos más remedio que aceptar la realidad y llevar con valentía la prueba que nos estaba poniendo la vida.

Para mí una clave fundamental para no rendirme fue aceptar que me había tocado esta problemática, pero sin preguntarme todo el rato por qué eso me estaba pasando a mí. Os lo digo por experiencia, es mucho mejor admitirlo y continuar con la lucha, que nada ni nadie os frene.

Una carta por sorpresa

Nunca recibimos esa llamada, pero sí recibimos una carta que no nos esperábamos para nada. Tenía la costumbre de mirar el buzón de casa cada vez que llegaba del trabajo y un día allí estaba..., una sola carta esperándonos. Ni siquiera me fijé en el remitente, porque era de esas jornadas en las que tan solo deseaba entrar en mi casa, ducharme, cenar y acostarme para afrontar al cabo de unas horas un nuevo día. Así que nada más entrar, dejé la carta en el mueble del recibidor sin ser consciente de que ese papel era, en realidad, la llamada que llevaba tanto tiempo esperando.

Al día siguiente por la mañana, mientras hacía tiempo para marcharme, me acordé del sobre y al mirar el remitente vi que era de la Junta de Andalucía. Me extrañó un poco, porque no me imaginaba ni por asomo que estuviese relacionado con mi sueño. La abrí y leí lo que ponía. No puedo expresaros con palabras lo que yo sentí aquel día en mi interior. Me quedé lívida. ¡Vamos, que tuve que sentarme porque me dio una flojera en las piernas!

No recuerdo qué ponía exactamente y sé que la tengo guardada en alguna parte, pero aquí solo me gustaría transmitiros la emoción que sentí, aunque no recuerde las palabras exactas que estaban escritas en esa hoja de papel. Lo que no puedo olvidar es cómo me puse a llorar, la panzada que me di. Bueno, corrijo, la panzada que nos dimos, porque a veces no nombro a Fran, pero él vivió todo con la misma intensidad que yo. Los dos fuimos un gran equipo y nada nos detuvo en la lucha contra la infertilidad.

Os voy a confesar algo que me enorgullece: ¿os podéis creer que nunca discutimos por ese motivo? Cada uno vivimos la batalla de una manera, pero siempre nos agarramos fuerte de las manos y nunca miramos atrás, siempre avanzamos juntos hacia ese horizonte pleno que estábamos seguros que nos esperaba.

Primeros pasos que llevar a cabo

Pero ¿cuál era una de las cosas que se nos decía en esa carta? Pues que teníamos que llamar a un número de teléfono, porque por fin me había llegado el turno para empezar con la fecundación in vitro. Nunca había ido tan feliz a mi puesto de trabajo. No había podido llamar en casa, pues era muy temprano y tenía que esperar a terminar mi jornada laboral por la mañana. Al mediodía, llamé y me confirmaron que ya podíamos empezar con el tratamiento.

Mi alegría fue inmensa. ¡Por fin había llegado el momento después de una larga espera! Aquella enfermera que me había dicho que como mínimo estaríamos dos años en la lista no se había equivocado. En el momento que me lo dijo me pareció que esa fecha no iba a llegar nunca y, sin embargo, ahí estábamos, ya había pasado el tiempo necesario.

Pero, por otro lado, me entró muchísimo miedo. Tenía que volver de nuevo a esa consulta donde yo lo pasaba tan mal, porque sinceramente no podía evitar sentir que me habían tratado como una mierda. No deseaba derramar otra vez lágrimas de sangre, de sufrimiento. Reconozco que se apoderaron de mí pensamientos intrusivos. Mi mente no paraba quieta. Además, sabía que volverían de nuevo los pinchazos y también que día sí y día no tendría que pasármelos en el hospital para las distintas revisiones. Y, para colmo, qué pasaría si esto tampoco funcionaba... El miedo me invadió, pero mis ganas, como siempre, vencieron... Así que me dije: «Vamos a ello»...

En cuanto me bajase la regla tenía que llamar. Aquello era como estar de nuevo dentro de un bucle, otra vez en el día de la marmota. Ay, Dios, parecía que volvía a vivir paso por paso ese proceso al que me sometí hacía ya dos años… Regla, llamada. Vuelta a empezar. Arrrrrrg.

Y ahí estaba yo muerta de miedo, pero deseando que me bajase la indeseada. Con ganas de manchar mi ropa interior. Qué raro, ¿verdad? Pero una vez estás sumida en una situación así, sabes que toca empezar otra vez. Que la lucha del día a día nunca termina. Otra vez había que subirse al ring y golpear a la vida. Pero lo cierto es que lo único que quería era empezar ya. Oír el disparo de salida. Y esos días de espera se convirtieron en eternos.

Sí, me río, porque aun habiéndolo vivido una y otra vez, siempre era una sorpresa cómo cambiaban las cosas de un segundo a otro. Cuando te querías dar cuenta, ya estabas de nuevo en el campo de batalla dispuesta a lo que fuese…

10
En el infierno

Antes de meterme de lleno en contaros cómo fue lo de la fecundación in vitro y no dejarme ni un solo detalle, me gustaría pararme un momento y comentaros en qué se diferencia de la inseminación artificial. Este último tratamiento es mucho más sencillo que la fecundación in vitro. Como habéis visto en capítulos anteriores, consiste en depositar el semen en el interior del útero de la mujer. El semen es analizado y tratado previamente en el laboratorio (capacitación espermática in vitro) y las pacientes somos sometidas a una leve estimulación ovárica. Los espermatozoides van hacia las trompas de Falopio al encuentro del óvulo y entonces tiene lugar de forma natural la fecundación.

La fecundación in vitro es otro cantar. La técnica es algo más complicada. Las pacientes pasamos también por una estimulación ovárica controlada, pero lo que ocurre es que se extraen los óvulos a través de una intervención quirúrgica que recibe el nombre de punción folicular (y que vais a tener la ocasión de descubrir en qué consiste y lo que se sufre unas líneas más adelante). Estos óvulos son los que serán fecundados

101

en el laboratorio con el semen de nuestra pareja o con el de un donante. Una vez se consiga el embrión o los embriones de mejor calidad, solo entonces se introducen en nuestro útero (la transferencia) para que así por fin nos quedemos embarazadas.

Hay más posibilidades de quedarse embarazada con la fecundación in vitro, aunque en ambos tratamientos el factor edad es muy importante. Los porcentajes según las fuentes muestran mínimas variaciones. Pero vamos a quedarnos con un dato aproximado (y prefiero tirar por lo bajo): la posibilidad de éxito de quedarnos embarazadas por fecundación in vitro si somos menores de treinta y cinco años se acerca al 30 por ciento. Sin embargo, con la inseminación artificial hay un 14 por ciento de probabilidad.

En teoría, ninguno de los dos tratamientos debería ser doloroso. Como ya os conté, con la inseminación artificial no sufrí apenas, los pinchazos eran soportables y los días de las inseminaciones no me dolieron nada. Pero en la fecundación in vitro, si os hacen la punción sin anestesia, como me ocurrió a mí, no es nada agradable. Después de esta intervención, podéis notar molestias leves, pero nada que no pueda aguantarse.

A lo tonto ya habíamos llegado al año 2018, llevábamos luchando mucho contra la enfermedad, pero tenía claro que más tarde o más temprano ganaríamos la guerra. Lo que no me imaginaba era que nada había terminado y que el combate iba a ir a peor. Pero os juro que nunca se me quitaron las ganas de ser mamá. Mientras estoy escribiendo este libro, me doy cuenta de lo valiente que fui en esa época. Y hoy me pregunto cómo pude soportar tanto dolor físico y psicológico. Me sorprendo a mí misma, pues nunca tiré la toalla. Sí, nada salía bien, pero yo seguí y seguí teniendo fe. Me siento muy orgullosa de esta lucha. De cómo con tan solo dieciocho años, emprendí este largo y sinuoso camino. Y lo tuve claro desde el primer momento: no quería perderme la experiencia de ser madre.

Cada vez tengo más claro que cuando mis hijas tengan uso de razón, les voy a pedir que lean este libro, porque quiero que sepan y sientan que tuvieron una madre coraje que soñó con ellas; deseo con todo mi corazón que sientan lo queridas que fueron. Leerán cómo sus padres no nos rendimos nunca y que vivimos todo el proceso juntos. Soportamos muchos obstáculos y pruebas, se cruzaron en nuestro camino personajes con muy poca empatía, pero también recibimos mucho apoyo y amor. Lo que realmente me hace ilusión es que lleguen al final de este libro y que sean conscientes de que todo esfuerzo, tiene su recompensa...

Primera fecundación in vitro

¿Preparados para la fiesta? Sabéis que llevaba ya muchos años por la Seguridad Social y que me habían hecho unas cuantas analíticas. ¿En algún momento os he nombrado la rubeola? No, ¿verdad?... Pues, como era habitual, en la primera consulta que tuve para la fecundación in vitro, me pidieron una analítica, pues ya había pasado bastante tiempo desde la última que me hice y necesitaban una más actualizada. Cuando les facilité los resultados, me aconsejaron que me vacunase de la rubéola, pero que eso suponía que tenía que posponer de nuevo el tratamiento.

No me lo podía creer. De nuevo, vino un pensamiento a mi cabeza: «Y esto ¿no podíais habérmelo comentado antes?». Esto me estaba llevando otra vez al principio de esta historia, pero había una diferencia importante... Yo ya no era aquella niña que no tenía ni puñetera idea de nada, no me pillaron ni débil ni vulnerable o sin saber cómo actuar ante una situación así. Ya no tenía tanto miedo. En aquel momento, me sentía una mujer con las ideas claras. No me iba a dejar pisotear, así que saqué todo mi carácter. Me tendríais que haber visto. Los ojos se me salían de las órbitas. Yo misma intenté calmarme y morderme la lengua. Pero ¿qué me estaban contando? Así que me salió del alma:

—Después de estar en la lista de espera, me saltáis con esto... Pues no, no lo voy a permitir. Ya me han pisoteado una vez y no voy a permitir que sean dos...

Bueno, el asunto quedó en que en realidad no me estaban obligando, sino que me estaban aconsejando. Es decir, me aconsejaban que dejase el tratamiento y me vacunase primero de la rubeola, porque podía ser perjudicial para mi salud si la tenía. Os imagináis cuál fue mi respuesta, ¿verdad?

—Prefiero morir en el intento, pero yo de aquí no salgo sin mi tratamiento.

Y entonces empezó mi nueva odisea. De nuevo, los pinchazos y las revisiones cada tres días (en la inseminación artificial había más días entre una y otra), hasta que supe lo que era el infierno: el día de la punción.

Una vez en el hospital, me metieron en una sala donde había más chicas que, como yo, estaban con la fecundación in vitro. Unas íbamos a que nos practicaran la punción y otras tendrían la otra intervención programada: la transferencia. Me facilitaron una bata, el gorro y las pantuflas del hospital. Me dejaron sentada en uno de los sillones y ahí empezó la espera. Fran estuvo en todo momento a mi lado. Mientras recuerdo este día, según voy escribiendo este diario de una guerrera, se me pone la piel de gallina.

Entró una enfermera y me dio un relajante muscular, concretamente un diazepam. Yo pensé: «Dios mío, esto a mí no me hace nada». Después, me puso una vía. Aquello me pilló totalmente por sorpresa… No sabía que me iban a meter en una habitación donde más que vivir una punción, iba a experimentar una masacre. Entré en ese frío cuarto y ¿sabéis quién me hizo la punción? Vais a flipar… ¡Mi amigo el ginecólogo, el del peso! Cuando empezó el proceso, os juro que me quería morir del dolor que sentí.

En mi vida había tenido tanto dolor y no estoy exagerando nada. Opino que una punción sin anestesia debería ser ilegal. A ver, hablando con varias mujeres que han pasado por lo mismo que yo, y que además también hemos tenido un parto, comentábamos que ambos dolores son similares, que se dan la mano. Obviamente, los del parto son más fuertes, pero no mucho más. De verdad. Aquel día, cómo gritaba del dolor. Me pusieron un medicamento por vena, tipo Nolotil, pero no me hizo efecto alguno. ¡Me estaban pinchando los óvulos y aspirándolos a sangre fría! (Si es que cuando me pongo cruda y gráfica, ya sabéis cómo soy…). Al final de la intervención, no podía ni andar. Las enfermeras me tuvieron que acompañar hasta el sillón… No os podéis imaginar la cara que puso Fran cuando me vio, uf.

Me tuvieron un rato ahí esperando hasta que vino el biólogo para contarme cuántos óvulos habían extraído y qué pasaría a partir de ese momento. Sí, los ginecólogos trabajan mano a mano con los biólogos en este tratamiento. Me llamaría al día siguiente para informarme sobre cuántos embriones habían fecundado, pero tendría que estar preparada para la transferencia el día 3 o el día 5. Había que esperar, pero yo estaba más que acostumbrada.

Al salir del hospital solo tuve unas molestias y un pequeño sangrado, pero nada que no estuviese dentro de lo normal. Lo que no me pareció normal fue el dolor que sentí durante la punción. ¿Cómo es posible que tal intervención se haga sin anestesia? Os doy un consejo, si vais a pasar por una punción, pedid anestesia. Los mismos ginecólogos nos decían que pusiésemos una reclamación en el buzón. Ellos mismos eran conscientes de que era demasiado pasar por eso, pero no podían hacer nada al respecto. Ya no sé si no podían o no querían. Yo jamás puse ninguna reclamación y pasé tres veces por eso. Tres punciones prácticamente seguidas. Tal vez os estéis preguntando por qué no hice la reclamación. Pues si os soy sincera, no tengo ni idea. Quizá, en el fondo, pensé que solo perdería el tiempo y que no conseguiría nada. No lo sé, la verdad.

Un jarro de agua fría

Qué noche pasamos. Fran y yo estábamos supernerviosos y también muy ansiosos por saber qué tal había ido todo. Yo en ningún momento pensé que podríamos tener un resultado negativo, no se me pasó por la cabeza que existía la posibilidad de que no fecundara ningún embrión.

Recibí la llamada al mediodía, porque le pedí al biólogo que me llamase en ese momento, pues era cuando salía del trabajo para comer. Sí, yo seguía trabajando, además por suerte mi jefe no me puso ningún impedimento para poder faltar las veces que fuesen necesarias para llevar a cabo los tratamientos. A día de hoy le estoy agradecida por eso, porque tuve la posibilidad de poder faltar cuando lo necesitaba y sin el miedo de que me fuesen a echar. Fue todo un privilegio.

Bueno, volvamos a la llamada. El resultado fue un cero patatero. No había fecundado ni un solo embrión. No podía ser posible que aquello me estuviese pasando a mí. Me negaba a ese resultado. Me quedé en shock y no se me ocurrió preguntar cuál había sido el motivo por el que no habían fecundado.

Tuve que volver al curro otra vez y fingir que todo estaba bien. En aquella época trabajaba en un almacén con más de doscientas mujeres. Nadie sabía por lo que yo estaba pasando ni que estaba con esos tratamientos. Del almacén, solo lo sabían el jefe y alguna que otra amiga que tenía allí. Así que entré y fingí que no me pasaba nada. Tenía que estar toda la tarde y yo lo único que quería era pirarme a mi casa. Tenía permiso para faltar durante las revisiones y las intervenciones, pero no podía irme para echarme en una cama y llorar sin parar.

Os preguntaréis por qué no decía nada en el trabajo. Sinceramente, pensaba que mucha gente del curro no me aportaría nada, y además me estarían preguntando cada dos por tres qué tal iba todo solo para cotillear. Siempre he preferido llevar los tratamientos en la más absoluta intimidad, que solo lo supieran la familia y mis amigos más cercanos… y nadie más. Incluso tampoco lo aireaba en redes, ya os contaré más adelante sobre este asunto.

Así fue mi primera fecundación in vitro. Si me hubieran dicho lo que iba a suceder, no me lo hubiese creído. Todo me estaba saliendo mal y no entendía por qué. Yo tenía tantas esperanzas de que esa vez iba a ser ya la definitiva. Había confiado tanto en que la fecundación in vitro iba a funcionar, que me sentí muy decepcionada. No había podido terminar con un final feliz, otra vez me había quedado a las puertas… De pronto, empezaron a aparecer otras preguntas y otras dudas. ¿Fran y yo seríamos incompatibles? ¿Mis óvulos eran malos y por eso no conseguía quedarme embarazada? ¿Qué diablos pasaba…?

Segunda fecundación in vitro

El segundo intento fue el peor de todos. Otro infierno. Ya os he contado que en cada revisión me veía un ginecólogo distinto, pero cómo pudo ser posible que ninguno se diera cuenta de lo que me estaba pasando. Cómo ninguno pudo detectar que estaba sufriendo el síndrome de hiperestimulación ovárica. Más adelante vais a tener claro lo que es, solo adelantaros que esto puede darse durante los tratamientos de reproducción y que es un obstáculo más en el proceso. Se da bastante más en la fecundación in vitro y parece ser que se debe a las dosis hormonales que se nos administran, que son más que en la inseminación artificial.

Lo que sí quiero que sepáis es que yo esta vez me notaba muy diferente que otras veces, pese a que el tratamiento prácticamente era el mismo. Me sentía muy hinchada y con dolor de ovarios, como si tuviese la regla. Anteriormente no había tenido estos síntomas; de hecho, no he hablado de ellos, porque no tuve efectos secundarios en ninguno de los tratamientos. Algunas chicas que han vivido los mismos procesos que yo sí que los habían tenido, pero como yo no los viví, no he escrito sobre ello.

Sin embargo, durante esta segunda fecundación in vitro, sí me sentía extraña, pero como acudía a las revisiones y todo parecía ir bien, pues cómo iba a pensar que realmente me estaba ocurriendo algo. Fijaos que por un error así, podría haberme ido al otro mundo. Cuando me contaron eso, me quedé de piedra.

No sé cuántos óvulos me sacaron durante la segunda punción (parece ser que el triple de lo normal), pero no os puedo describir el dolor que sentí. Me habían dicho que la segunda punción era menos dolorosa, porque una ya sabía lo que era. Permitidme que me ría a carcajadas. ¿Menos dolorosa?

Hay que ver la fuerza que tiene un sueño y saber, sobre todo, que la única manera de cumplirlo, o por lo menos de intentarlo, era pasar por esa sala que yo llamaba la sala de las masacres. Aguanté el reto. Durante la larga espera para este tratamiento, yo no sabía por lo que iba a pasar. Para que me entendáis, el segundo intento de fecundación in vitro tuvo el mismo resultado que el primero: cero embriones fecundados. Y sin saber el motivo…

Después de la segunda punción, al día siguiente me llamó de nuevo el biólogo y esta vez me comunicó que había un embrión que había fecundado, pero que veía bastante crudo que saliera adelante, porque tenía muy mala pinta. En otra llamada, el segundo día, me comunica que finalmente ese embrión no ha evolucionado. Es decir, el resultado final: cero embriones. Esta vez sí que le pregunté qué era lo que podía estar pasando. Que por qué en dos fecundaciones in vitro, no salía ningún embrión. ¿Sabéis cuál fue su respuesta?

—Pueden ser muchos motivos, pero yo no sabría decirte.

Me lo dijo con una frialdad que yo no daba crédito, pero me salió contestarle:

—Hombre, pues si tú no lo sabes, que para eso has estudiado, menos lo voy a saber yo. Algo tiene que estar pasando, ¿no?

Y otra vez lo mismo. Me dijo que había miles y miles de motivos, así sin más. Me quedé sin una respuesta. Este segundo viaje me afectó más que la primera fecundación in vitro. No solo había vuelto a empezar otra vez todo el proceso, sino que sufrí un montón y pasé miedo. Sobre todo porque los dolores fueron insoportables y también me quedé rayada con el trato que recibí del biólogo en la última llamada. No os podéis hacer una idea de cómo me habló.

Sin embargo, fue él quien acabó contándome la verdad de todo lo que me estaba sucediendo. No, no es ningún chiste. La pesadilla continuó, pero, por fin, obtuve respuestas…

11
Universo embrión

Solo me quedaba un intento más. Ya había agotado dos fecundaciones in vitro sin posibilidad de hacer la transferencia por falta de embrión. Bueno, luego me enteré de que tenía más oportunidades, ¿a que alucináis? Os recomiendo que os acomodéis en el sillón con unas palomitas, empieza el show. Ya sabéis que el espectáculo debe continuar… Perdonad la ironía.

Otra vez el día de la marmota con pequeñas variaciones. Revisiones y más de lo mismo. Cinco días pinchándome y revisión. Cinco días después todo iba bien. Seguí con el mismo medicamento, pero me subieron la dosis. En la última revisión me encontré con una sorpresa. Como sabéis, siempre me atendían ginecólogos distintos y el profesional que estaba ese día en la consulta ¡era el que me hizo mi primera inseminación artificial por lo privado! Resulta que también trabajaba en la Seguridad Social.

Ese ginecólogo me hizo la ecografía para ver cómo iba todo. No hizo falta que me dijese nada, con su cara lo expresó todo. Algo no estaba bien, pero ¿el qué? No lo pregunté ni me lo dijeron. Pero él mismo me preparó una jeringa y me pidió que esa misma noche me pinchara. Me quitó el medicamento que había estado usando hasta ese mismo momento. Nunca he sabido qué fue lo que vio y tal vez si le preguntase ahora ni se acordaría.

Lo cierto es que no sé si fue por su intervención y esa inyección que fabricó en un instante para que me la pusiera (yo estoy segura de que sí, que todo fue gracias a él), pero esta vez cinco embriones fueron de los buenos. ¡No sabéis la alegría que sentí esta vez cuando el biólogo me llamó para decirme que habían fecundado cinco embriones! Por fin, había conseguido dar un pasito más para llegar a la meta. ¡Tenía embriones para la transferencia!

Me había quedado estancada en el mismo punto durante dos intentos, pero en esta ocasión contábamos con unos maravillosos embriones. Reconozco que durante todo este proceso que os voy contando investigué por mi cuenta en Google, y es algo que os recomiendo de corazón que no hagáis nunca; aunque soy la primera que, a pesar de daros este consejo, luego no me lo aplico. Una de las cosas que más me llamó la atención leer es que una de las causas por las que quizá no me quedaba embarazada podía ser que Fran y yo fuésemos incompatibles. En su momento no entendía a qué se estaban refiriendo, pero ahora sí sé qué significa.

Preparándome para mi primera transferencia

Ya era posible hacerme mi primera transferencia embrionaria. No os voy a contar los dolores que pasé, pero tras la punción salieron nueve óvulos y cinco de ellos habían sido fecundados. Antes de continuar con este relato, me gustaría hacer un par de aclaraciones que creo vienen bien para entender todo el proceso.

Hay dos tipos de transferencia. La transferencia en fresco y la de embriones congelados. En el primer caso, los embriones se transfieren en el mismo ciclo en el que se ha hecho la estimulación y la punción, sin ser congelados. En el segundo caso, que recibe también el nombre de transferencia diferida, los embriones se congelan (por vitrificación, un método de congelación ultrarrápido) y se transfieren en otro ciclo. Los motivos pueden ser varios, uno de ellos es en caso de hiperestimulación ovárica, ¿os suena de algo?

En mi caso, para hacer la transferencia decidieron que esperase al siguiente ciclo. Durante un mes y medio no tomé ningún medicamento ni nada. Parce ser que mis embriones alcanzaron el estado de blastocisto el día 5, pero nunca supe su calidad. También os digo que nadie me habló de calidad de embriones, así que no tenía ni idea de ese concepto, me enteré de esto mucho después, cuando ya estaba fuera de la Seguridad Social.

Pues llegó el momento de empezar a preparar mi endometrio para hacer la transferencia embrionaria con éxito. El proceso es supersencillo y nada doloroso. Me ponía parches cada setenta y dos horas. Si el primero me lo ponía en el lado izquierdo de la tripa, el segundo tenía que colocarlo en el derecho y así sucesivamente. Lo más incómodo de los parches es que al quitarlos, duele un poco. Qué quejica soy, después de todo lo que había estado pasando durante todos estos años, me quejaba tan solo por el tirón de una pegatina.

Os preguntaréis qué hacían esos parches. Los parches de Evopad (que así se llaman) son de estrógenos y se utilizan para la preparación del endometrio en los tratamientos de fecundación in vitro. Tienen otras funciones, como paliar los síntomas causados por la menopausia. Lo más importante de estos parches es colocarlos correctamente.

Volví a la consulta para la revisión rutinaria y estaba todo bien. El endometrio estaba preparado, así que si todo iba bien a la semana siguiente me hacían la transferencia. Durante esos días, me encontraba como en una nube. Después de todo lo malo que había pasado, había conseguido alcanzar prácticamente la meta final del tratamiento. Una guerrera nunca se rinde. No me importaron las piedras que me encontré en el camino, estaba segura de que llegaría hasta el final.

En la última consulta, me midieron el grosor endometrial y estaba ya al límite, 6.9 mm. Así que los ginecólogos me informaron de que no tenía que preocuparme por nada. Tuve que seguir con los parches durante dos días más. Dos días antes de la transferencia me puse cuatro óvulos por la mañana y cuatro por la noche. El mismo día de la transferencia no me tenía que poner nada, pues ya me los ponían tras la intervención.

¿Sabéis por qué recuerdo cada detalle de este tratamiento con sus debidas transferencias? No, no es solo porque tenga los papeles, sino por algo más: justo ese año comencé en redes sociales, todavía eran mis inicios y no me veía casi nadie, pero ya empecé a compartir en mi canal de YouTube por todo lo que iba pasando por si ayudaba a alguien que estuviera viviendo el mismo proceso que yo. Por eso, puedo explicar hasta el último detalle.

Lo de las redes sociales fue un alivio para mí, porque pude salir de mi zona de confort y me ayudó un poco a sacar la cabeza del hoyo oscuro donde estaba metida. Cada vez la lucha me pesaba más y la ansiedad estaba siempre presente en mi vida. Es cierto que no he querido nombrarla apenas en el libro, pero estuvo acompañándome hasta el último momento de esta historia. Os hablaré más adelante de ella.

El gran día

Acudí a mi cita supernerviosa, pero una vez en el quirófano, los nervios se esfumaron. Lo viví como un momento maravilloso. Sentí una sensación que no voy a olvidar jamás. Me transfirieron dos embriones y la intervención no me dolió absolutamente nada. Fue muy emocionante porque iba viendo todo en un monitor y me iban explicando el procedimiento. Me fijé en unos puntitos blancos que los colocaron dentro del útero. Esos puntitos serían los futuros bebés… Ufff, solo recordándolo se me ponen los vellos de punta.

A partir de este momento, todo quedaba en manos de Dios. Ya nadie podía hacer nada. De nuevo, tocaba esperar que el embrión o los embriones se implantaran. En este proceso se puede quedar uno, los dos o, por desgracia, ninguno…

Sí, el resultado final fue negativo. Fran y yo nos llevamos un chasco muy grande. Yo tenía mucha fe de que esta vez iba a ser la definitiva. ¿No dice un dicho que a la tercera va la vencida…? Pues en mi caso no fue así. Me permití estar mal unos días, lo necesitaba. Pero también sabía que tenía que estar más fuerte que nunca para iniciar el proceso de la segunda transferencia.

Os quiero contar algo que me quedó pendiente en el anterior capítulo. Una vez terminó la primera transferencia, el mismo biólogo que me había tratado de una forma tan fría al preguntarle por qué habían fallado los dos primeros intentos de la fecundación in vitro ahora sí que me aportó una explicación. Me dijo que en el primer intento me habían sacado los óvulos antes de tiempo, estaban inmaduros. Y en el segundo los sacaron demasiado maduros…

También me explicó que como no habían salido embriones en las dos primeras punciones y no habíamos podido seguir con el proceso, que tenía derecho a dos oportunidades más. Me alegré mucho, porque económicamente no me podía permitir el tratamiento. Me quedaban tres embriones congelados de los cinco, así que me tranquilizaba saber que si fallaba contaba con dos posibilidades más. Pero, firme, le dije que no iba a hacer falta porque estaba segura de que me quedaría embarazada con esa transferencia. Ya sabéis la triste realidad…

Os preguntaréis por qué el biólogo cambió de esa manera su comportamiento. ¿Por qué mostró esa actitud cercana? Porque yo aluciné en colores. Estoy segura de que el motivo fue este: que estaba comenzando a contar todo en las redes sociales y que este tratamiento lo estaba grabando en YouTube. Creo que esta fue la razón de que me tratara de otra manera. Así que por lo menos sirvió de algo que estuviese grabando el proceso con el móvil…

Última transferencia por la Seguridad Social

Pasaron varios meses hasta el segundo intento, pues la Navidad pilló por medio. El proceso que viví fue prácticamente el mismo, tan solo hubo dos diferencias y una de ellas bastante llamativa.

La primera diferencia: esta vez la transferencia fue de un solo embrión. Pregunté por qué solo uno, el biólogo me contestó que los embriones se congelaron 1-2-2 y que habían sacado ese día la varita de un embrión. ¡Me convenció con su explicación!

La segunda diferencia y la más llamativa: cuando estaba preparada en el quirófano para hacerme la transferencia, entró el ginecólogo que siempre me había tratado fatal durante todos estos años con una chica de prácticas. Y ¿qué creéis que pasó? Que la que me hizo la intervención fue la alumna. En un principio, la muchacha iba siguiendo todas las indicaciones que le daba el ginecólogo, pero en el momento en que tenía que soltar el embrión, algo debió de hacer mal, porque el ginecólogo soltó un grito superfuerte: «Nooo». A continuación, se quitó los guantes y salió muy enfadado del quirófano. Ahí acabó toda la intervención.

Fran estaba esperándome fuera y se dio cuenta de que algo había pasado por la forma en la que el doctor salió de la intervención. De hecho, lo primero que me preguntó fue:

—¿Todo bien?

Yo aún no me había parado a pensar en lo sucedido, porque estaba de nuevo emocionada y no había dejado paso a los malos pensamientos en ese instante.

Fran añadió, refiriéndose al doctor:

—Es que ha salido como enfadado.

Entonces le conté lo sucedido y reaccioné. Fui consciente de que esa transferencia no me la habían hecho bien. Me pregunté una y mil veces que cómo eran capaces de poner a una principiante a hacer una intervención de ese calibre, que estaban jugando con la felicidad de una pareja. Entiendo perfectamente que siempre tiene que haber una primera vez y que unos profesionales se jubilan y otros llegan, pero entendedme, yo en aquel momento estaba muy afectada.

A los ocho días de la transferencia, Fran se puso enfermo y fuimos los dos a Urgencias. Mientras estábamos en la sala de espera, fui al baño y me di cuenta de que estaba manchando. Me asusté mucho, porque aún me faltaba bastante para tener la regla. Así que no me lo pensé, aprovechando que estaba allí, fui al mostrador para que me revisaran. En Ginecología les conté todo, que hacía una semana y un día me había hecho una transferencia y que había comenzado a manchar. No estaba sangrando mucho, pero la mancha era roja. Me hicieron una ecografía y la ginecóloga me informó de que no se veía nada, que ella pensaba que podía ser la regla. Me dijo que siguiese con el tratamiento de progesterona y que continuara el proceso de la betaespera (es el tiempo que pasa desde que termina el tratamiento hasta que se hace la prueba de embarazo). Le hice caso, pero al día siguiente estaba manchando como si tuviese la regla, aunque seguí con la progesterona. ¿El resultado? Negativo.

Mirad, voy a ser muy sincera. En aquel periodo me encontraba en un momento especial de mi vida. Me había hecho viral en redes y me estaba empezando a ir bien. No era mucho, pero algo era. Así que no hice tanto caso al test, fue triste ver otro negativo, pero no me lo tomé como las anteriores veces.

Adiós a la ansiedad

Estaba volviendo a sentirme yo misma. Llevaba años que me había dejado a un lado, me había olvidado de mí, de cuidarme. Solo tenía una meta, mi sueño. Y vivía por y para ello. Ahora me doy cuenta de que aquello fue un error y que me perdí muchas cosas durante esos años. Así que entre 2018 y 2019, di una patada a la maldita ansiedad. La vida me había deparado algo especial y mi mente estaba volcada en ello. En 2018 justo fue cuando empecé con el tratamiento de la tercera fecundación in vitro y a principios de 2019 viví la segunda transferencia, la última. A partir de entonces, di un cambio tal que decidí no llevar a cabo la tercera transferencia. Llamé por teléfono y les pregunté si podían darme un tiempo, porque necesitaba descansar. Me dijeron que sí, que me tomase el tiempo que necesitara, que como los embriones estaban congelados no les pasaba nada. Dicho y hecho.

Durante una temporada me olvidé de mi lucha y me centré en mí únicamente. No quería saber nada sobre fertilidad, ginecólogos o pinchazos. Qué feliz estaba. Me levantaba cada mañana sin sentir una opresión en el pecho. No había tirado la toalla, simplemente necesitaba un descanso después de tantos años de batalla. La vida me sorprendió de nuevo y me permitió hacer algo con lo que disfrutaba mucho: grabar vídeos.

Lo que quedaba de 2019 hasta finales del 2021 estuve disfrutando de la vida como nunca. Alguna vez que pensaba de nuevo en ser mamá, ¡¡¡no quería!!! En 2020 ya ganaba el dinero suficiente como para permitirme un tratamiento. ¡La de vueltas que da la vida! De querer y no poder a poder y no querer. Me daba igual tener ingresos suficientes, aquel no era el momento de volver a la lucha, sino de disfrutar de mis mejores años. Fran y yo nunca antes habíamos sido tan felices. Hacíamos el amor sin estrés, sin mirar calendarios, sin test de ovulación, sin probar las mejores posturas para quedarnos embarazados y, sobre todo, sin pensar si íbamos a ser padres o no…

Gracias a las redes, no parábamos de viajar, estábamos recorriendo el mundo y nos pudimos también alquilar un chalet. Pero eso no es lo que me estaba haciendo feliz, sino el sentirme en paz conmigo misma, el vivir sin ansiedad. Siempre lo diré, pero a mí las redes sociales me sacaron de una depresión.

Yo no había acudido a ningún psicólogo, porque en un principio no creía en estos profesionales, pensaba que eran unos sacadineros y no imaginaba que una persona pudiese ayudarme a sobrellevar mis problemas. Más tarde me di cuenta de lo equivocada que estaba y lo bien que me hubiese venido acudir a uno desde el primer momento.

Ya he comentado en otro momento que la Seguridad Social debería poner a disposición de los pacientes a profesionales que les ayuden con este camino tan duro llamado infertilidad. Pero de esto me di cuenta tarde. Si estáis leyendo este libro y os sentís identificadas conmigo en este tema, mi consejo es que no lo dudéis, buscad ayuda profesional. El camino se os va a hacer mucho más llevadero.

Aquí cerré esta maldita etapa de más de diez años de lucha. Recordad que esto no fue tirar la toalla, tan solo un «hasta luego, amiga». Tenía claro que la infertilidad y yo nos volveríamos a ver las caras. Sí, había perdido muchas batallas, pero ganaría la guerra…, estaba segura.

12

El misterio de los embriones

Decidimos volver a la lucha en el año 2021. Estábamos más fuertes que nunca y sabíamos lo que se nos venía encima. En la Seguridad Social me habían quedado dos embriones congelados, pero sinceramente tenía cero ganas de volver a ese lugar. Tal y como nos iba ahora la vida, sí podíamos permitirnos ir por lo privado, así que nos fuimos allí de cabeza, pero me llevé una sorpresa.

Regresé a la clínica privada donde me realicé mi primera inseminación artificial. Siempre había tenido claro, por la buena experiencia que viví allí, que si en algún momento me lo podía permitir, regresaría a la sanidad privada y pisaría nuevamente esa clínica.

Le comenté a mi ginecólogo que quería empezar con la fecundación in vitro. Le informé de que tenía dos embriones congelados en la Seguridad Social, pero que no me apetecía volver allí. Él me hizo cambiar de opinión e insistió en que fuese y que ya que los tenía, los aprovechase. Eso para mí le dio un punto más, me dio mucha confianza. Podría haberse callado, empezar con el tratamiento y ganarse una pasta, pero no fue así. Insistió una y otra vez a pesar de que yo me negaba.

—Y si esa es la definitiva… Te vas a ahorrar tener que someterte de nuevo a un tratamiento desde cero. Además, no te vas a gastar todo el dinero que cuesta.

Así que finalmente me convenció. Decidí ir a por esos dos embriones y maldita la hora en que tomé esa decisión.

Otra vez en la Seguridad Social

Tras la charla, llamé a la Seguridad Social para comunicar que quería someterme a la transferencia de los dos embriones que me quedaban. En ningún momento me pusieron pegas. Me recordaron que en cuanto me bajara la regla los llamara para darme una cita. Así que en cuanto me bajó, tuve la cita. Una vez en la consulta todos fueron muy amables. Cuando digo todos, me refiero a todos… Sí, sí, no estáis leyendo mal.

Me hicieron una ecografía y el resultado fue ok. Así que comenzamos con los parches, de los que ya os he hablado, para preparar el endometrio. Tuve mis revisiones, y todo estaba perfecto para hacer la transferencia.

El día que la programaron, Fran se había sacado un vuelo a Turquía. Mi chico iba a hacerse un implante capilar. El avión despegaba por la tarde, así que no iría con él porque a mí me iban a intervenir por la mañana. Fran sí me acompañó al hospital. Bueno, preparaos porque viene el chisme. Me sentía un poco rara. Todo había cambiado. Las consultas ya no eran en el mismo sitio de todos estos años. Era una sensación extraña.

En la sala de espera tuve una premonición. Miré a Fran y le dije:

—Cari, ¿te imaginas que entramos y nos dicen que los embriones se han parado?

—Anda ya, cállate, que eso no puede suceder... Ay, Julia, tú y tus malos pensamientos.

Nos empezamos a reír, pero no os vais a creer lo que pasó. Me río por no llorar... Entramos y vemos al biólogo con la cara desencajada. Nos dice que nos sentemos. Yo ya intuía que iba a darnos una mala noticia.

—Os he hecho venir porque quiero contaros algo en persona.

Y nos explica que han descongelado los embriones por la mañana y que se han parado. Al tío le temblaba la voz y se le notaba muy nervioso. Yo solo le miraba fijamente a los ojos y observaba su manera de actuar. Algo no me cuadraba. Se estaba excusando todo el rato y nos dijo que todo el equipo se iba a reunir para darnos otra oportunidad o yo qué sé. Fran y yo no hablamos nada. Nos levantamos, le dimos las gracias y ya está. Nada más.

Sobre los embriones parados quiero explicaros un poco más. Cuando se descongela un embrión el proceso se llama desvitrificación y lo que se trata es de reactivar el desarrollo embrionario. Ese desarrollo puede pararse... Lo cierto es que con la tecnología aplicada hay muy pocas posibilidades de que esto ocurra (aunque puede suceder).

Así que vamos por partes:

1) Las veces anteriores, el biólogo cuando me tenía que dar una noticia, me llamaba. ¿Por qué ese día no lo hizo así? Total,

el resultado era el mismo que otras veces: cero embriones. ¿Por qué nos hizo ir?

2) Hablaba como si nos estuviese ocultando algo. Se le veía nervioso, le temblaba la voz y en ocasiones repetía las cosas.

3) Nos dijo que el equipo se iba a reunir para darnos otra oportunidad cuando ni siquiera se la había pedido. Además, años atrás él mismo me había dicho que las dos primeras fecundaciones al salir cero embriones no contaban...

Cuando salí de la consulta, miré a Fran y empecé a reírme, pero una risa nerviosa. En realidad, estaba asimilando lo que había sucedido durante esos minutos.

Fran me dijo:

—Tía, eres una bruja... Lo has dicho y ha pasado.

Qué pasó con los embriones

En el camino de vuelta a casa, llegamos a una conclusión, pero jamás vamos a saber la verdad. Durante esos años, el hospital había hecho obras y habían cambiado de lugar la planta de fertilidad. Es decir, se la habían llevado a un edificio nuevo. Por eso, os decía que me sentía rara en una sala que no conocía. Así que pensamos que o bien los embriones con el cambio se perdieron o, esto ya es más fuerte (pero realmente lo pienso), le pusieron mis embriones a otra persona. Por eso el tío estaba así de nervioso, porque descubrieron que los embriones de Julia Menú García no estaban. Llamadme loca si queréis, pero saqué esa conclusión. Es la primera vez que lo cuento. Nunca nos dieron ningún papel donde se especificara que esos embriones se habían parado aquel día. Entré en la sala con las manos vacías y salí igual. No tengo nada que haga constar que yo estuve ese día en el hospital y que me comunicaron lo sucedido. ¿Me estoy explicando bien?

Esa tarde Fran tuvo que irse y me quedé en casa sola. Estuvimos mirando si había vuelos para viajar con él. En un principio, habíamos decidido que yo no iría por el tema de la transferencia, pero ahora sí que podía acompañarle y lo prefería. La búsqueda fue negativa, ya no quedaban billetes para ese avión. Así que Fran se marchó y yo me quedé. Ahí me dio el bajón y comencé a llorar como si no hubiese un mañana. Me culpaba por haber aceptado ir a por esos dos embriones que nos quedaban. Lloraba de rabia, impotencia, tristeza, dolor… Una mezcla de todo. Solo pensaba: «Joder, ¿por qué he ido? Lo tenía claro, tenía claro que no quería pisar más esas salas…».

La vida nuevamente me había pegado otra bofetada. Aunque lloré de la impotencia, creo que fue menos dolorosa que las demás. Sin embargo, esta vez hubo una dosis de intriga, jamás voy a saber lo que pasó.

Nunca sabré si el biólogo no estaba diciendo la verdad o si mis sospechas son ciertas. También os digo que tampoco es algo que me haya traumatizado o me haya impedido seguir con mi vida. Lo estoy recordando porque os estoy escribiendo todo lo que viví. Pero nunca suelo pensar en aquello; francamente, queridos, me importa un bledo.

13
Una explicación a la enfermedad

Todo empezó de nuevo el 8 de octubre de 2021. Fue un día agridulce. Por un lado, comenzábamos con los pinchazos para una nueva fecundación in vitro, pero esta vez por la sanidad privada. La vida había dado muchas vueltas, porque hacía unos años no podría haberme permitido un tratamiento de estas características por lo privado, pero en esos momentos sí que podía costeármelo. También Fran cumplía años, lo sentí como una señal que justo comenzáramos este nuevo intento el día de su cumpleaños. Lo triste y doloroso fue que también esa misma mañana tuvimos que sacrificar a nuestro buen perro, nuestro amigo durante tantos años, Zeus. Su muerte no fue inesperada, era ya muy mayor y estaba malito, pero no me esperaba que esa mañana, cuando me desperté, iba a encontrarme a mi osito lindo tan enfermo.

Sí, fue una jornada extraña, porque sentía un dolor enorme, pero a la vez estaba feliz porque intentábamos de nuevo quedarnos embarazados. Días antes nos habían hecho las analíticas necesarias para comprobar que todo estuviese correcto. Estaba otra vez nerviosa por el tema de los pinchazos, pero lo llevé bastante bien. Tomamos la decisión de no informar a nadie de que empezábamos de nuevo con el tratamiento. ¿Por qué? No sabría deciros el motivo, pero lo decidimos así y tiramos, como siempre, hacia delante.

Primera fecundación in vitro por la privada

Todo el proceso fue fantástico y la extracción de óvulos todo un lujo, pues me la hicieron con anestesia. Tuve un despertar bastante divertido, porque lo único que hacía era llorar y decir un montón de tonterías. En esa extracción conseguimos seis embriones. Esperamos a que me viniese la regla para hacerme la transferencia. Según mi ginecólogo era lo mejor, pues ovulaba demasiado. Por fin, justo un mes después de empezar con el tratamiento, el 8 de noviembre de 2021, tuvo lugar la transferencia.

Esta vez fue con un embrión en el día 5 de su desarrollo. Yo hubiese preferido que fuesen dos, pero el ginecólogo me aconsejó que probase solo con uno. Es más, me explicó que con uno tenía más posibilidades que con dos, pues parece ser que mi cuerpo podía reaccionar creyendo que uno de ellos era un cuerpo extraño (o eso fue lo que yo entendí). Pero accedí, le dije que adelante, que con uno solo. Resultado: primera transferencia negativa.

Me llevé un chasco enorme. Traté de jurarme a mí misma que no volvería a llorar por un test negativo. Después, me di cuenta de que fue un error pensar así. Es bueno sacar toda nuestra tristeza y angustia, no dejarnos nada dentro. No tenemos por qué hacernos las valientes a todas horas. Os lo digo por experiencia, llorad todo lo que necesitéis, sacad todo lo que tengáis dentro.

En aquel momento, yo estaba agotada ya de llorar tanto por la maldita infertilidad. Arrastraba ya muchos disgustos sobre los hombros. No me sirvió de nada hacerme la fuerte, porque cada vez me generaba más ansiedad. Además, yo siempre me negaba a pensar que esto último era por la infertilidad. Pensaba que era por otros motivos, me echaba la culpa por ser tan hipocondriaca. Lo que me pasaba era una tapadera de algo que yo no podía ver, pero mi subconsciente sí.

La mejor decisión

Tras este primer intento negativo, quise que me hiciesen todo tipo de pruebas, pero me recomendaron que lo intentase una vez más. Me explicaron que era muy joven, que veían todo bien y que los embriones eran de buena calidad. Así que fuimos por la segunda transferencia sin hacerme ninguna prueba de ningún tipo. Pero en esta ocasión, sí que pedí que fuesen dos embriones. La transferencia se programó para el 27 de diciembre de 2021. No tuve que esperar a que me viniese la regla.

Esta vez después de la transferencia embrionaria, sí que me picó bastante, era un síntoma que no había tenido hasta ahora. A los cinco días de la intervención empecé a manchar, justo el primer día de 2022. Me levanté y vi que había manchado muy poco, pero me preocupé. Pensé que era el sangrado por la implantación, solo habían pasado cinco días. Estaba bastante intranquila. Al día siguiente llamé a mi ginecólogo y me tranquilizó, incluso me dijo que podía ser una buena señal. Me aconsejó que siguiese con el tratamiento hasta el día de la prueba, que la tenía programada para el 8 de enero. No aguanté, el 6 de enero decidí hacerme la prueba, pues podía convertirse en mi mejor regalo. Durante esos días había seguido manchando un poco y cada vez más rojo. Bien, me salió un pedazo de negativo como una catedral. Aun así no perdí o no quería perder la esperanza, así que repetí la prueba el día en que me lo habían programado, el 8 de enero. Nuevamente dio negativo.

Lo que pasó es que a los cinco días de la transferencia me había bajado la regla. Esa regla me duró exactamente once días. El día 8, cuando dejé ya toda la medicación, manché como un periodo normal. Era la medicación lo que impedía que bajase del todo. Yo no quise pensar que era la regla y seguí ilusionada, lo único que podía quitarme la fe era el negativo en el test, como así fue.

En esta ocasión, esta transferencia y el proceso que estaba viviendo sí que lo compartí por las redes. Era la primera vez que lo hacía. Bueno, os explico mejor esto. Hasta ese momento no había negado que no podía quedarme embarazada de manera natural, siempre compartí que necesitaba ayuda médica. Pero no contaba nada más. Yo había comenzado en este mundo de las redes en el año 2018, pero hasta 2021 no me abrí en canal ante millones de personas. Recordaréis que sí os conté que en el año 2018 publiqué en YouTube uno de mis intentos por la Seguridad Social, pero en aquel tiempo apenas tenía seguidores, aunque me vino muy bien psicológicamente; además, creo, como os comenté, que recibí un mejor trato profesional por ello.

La decisión de abrirme en canal en redes sociales y compartir todo lo que me estaba pasando fue porque ya estaba cansada de que la infertilidad se viese como algo extraño. Tenía la necesidad de darle voz y podía hacerlo, pues contaba con millones de seguidores. No me arrepentí en ningún momento, pero tuve que aguantar muchos comentarios de haters, algunos bastante hirientes, como que si Dios no me daba hijos era por algo o riéndose de mis negativos. Había gente que se alegraba de mi tristeza u otros me decían que me dejase de tratamientos y adoptase porque había muchos niños sin un hogar... Pero también recibí muchísimos comentarios de apoyo y, sobre todo, me escribieron mujeres que me daban las gracias por dar voz a esta maldita enfermedad o que se desahogaban conmigo. Me enviaron tantos mensajes positivos que eso hizo que me quedase con todo lo bueno. Además, el poder compartir con tanta gente mi lucha hizo que fuese más llevadera para mí. No me arrepiento en absoluto.

Un paso más: la histeroscopia

Tenía tres embriones menos, pero todavía me quedaban otros tres congelados. Ahora sí que tenía claro que antes de un nuevo intento quería hacerme las pruebas que fuesen necesarias para dar con el motivo de mi infertilidad. Volví a la consulta y mi ginecólogo me dijo:

—Sí, Julia, es el momento de hacerte las pruebas.

Pero realmente solo fue necesario hacerme una para dar con mi problema. Mi ginecólogo no la hacía, pero me recomendó una clínica donde el trato fue maravilloso. La prueba en cuestión se llamaba histeroscopia.

En esta prueba el ginecólogo examina el interior del útero, el cuello uterino y las aberturas de las trompas de Falopio. Lo que hace es introducir una lente (histeroscopio) a través del cuello del útero. A esta lente se le adapta una cámara que se conecta con un monitor y así puede visualizarse la exploración. Una vez se tiene una visión precisa del interior es posible diagnosticar la patología que pueda existir.

Hay dos tipos de prueba: la que solo se emplea para ver el interior del útero, la histeroscopia diagnóstica, y la que se usa además para intervenir en esos órganos, la histeroscopia quirúrgica. Ambas son cirugías ambulatorias, con o sin anestesia, depende de nuestras necesidades como pacientes.

A mí la prueba me la hicieron sin anestesia. Me dieron una pastilla para que me relajase, pero no hizo milagros. No solo me enteré de todo, sino que sentí un dolor horrible. Entré en la sala sin saber si me iba a doler o no, pero finalmente todo el procedimiento tardó bastante y no fue precisamente placentero. Sin embargo, gracias a la histeroscopia vieron que tenía minipólipos y, además, me extrajeron unas muestras para realizar una biopsia.

Los resultados tardaron unas semanas y justo coincidieron con un viaje que estaba realizando a las Maldivas. La ginecóloga que me había realizado la prueba trató de contactar conmigo por teléfono, pero no podía localizarme. Lo que hizo fue enviarme un correo electrónico. Ya habéis comprobado que en mi vida siempre tiene que haber un poco de emoción, misterio y nervios, como no podía ser de otra manera. Cuando lo leí me puse a saltar en la cama como si no hubiera un mañana. ¡Había un motivo por el que tal vez no conseguía quedarme embarazada! Imaginaos mi felicidad. Su mail era claro y preciso:

Hola, Julia. Ante la imposibilidad de hablar contigo por teléfono te envío el resultado de la biopsia tomada durante la histeroscopia, que es normal.

El estudio inmunohistoquímico es POSITIVO; es decir que confirma la presencia de una endometritis crónica.

En el informe te pongo el tratamiento que debes realizar y las instrucciones posteriores.

A continuación, me adjuntaba el informe completo. El diagnóstico no dejaba lugar a dudas: «Material hemático y escasos fragmentos de endometrio en fase proliferativa con células plasmáticas ocasionales, sugestivo de endometritis crónica». En el mail, la doctora me recetaba tres medicamentos con las indicaciones pertinentes. Cuando terminara con el tratamiento, tenía que esperar a que me bajase la regla. Entonces me tomarían muestras otra vez del endometrio para comprobar que ya no hubiese endometritis. En cuanto tuviese la regla tenía que llamarles para calcular la fecha de la cita, pues debía ser unos veintiún días después del primer día del periodo.

Nada más llegar del viaje, me pasé por la clínica, recogí las recetas y empecé con el tratamiento. Seguí todas las indicaciones, me tomaron las muestras y ¡¡¡había funcionado!!! El resultado dio negativo. Ya no tenía endometritis.

Ahora sí que podía hacerme una nueva transferencia. Ya estábamos en abril. El tiempo corría imparable. Entre la prueba, los resultados, el tratamiento, la regla, etcétera se habían ido volando dos meses. Me quedaban tres embriones y yo quería, como la vez anterior, que lo intentaran con dos. Realicé de nuevo los procedimientos, la mañana señalada me llamó la bióloga y me comunicó que uno de los embriones tenía muy mala pinta. Al descongelarlo no tenía las condiciones necesarias para transferirlo. Me preguntó si descongelaba el que quedaba. Mi respuesta fue afirmativa. Estaba segura y preparada…

14
Alegría efímera

Ese día cambió mi vida por completo. 18 de abril de 2022, la fecha de mi tercera transferencia. No lo voy a olvidar jamás. Salí de la clínica con mis dos embriones colocados en el útero. No sé por qué, pero tenía el presentimiento de que esta vez iba a ser la definitiva. Sentía que estaba viviendo todo el proceso de una manera diferente, quizá era porque ya no tenía endometritis, lo que podía haber dificultado que me quedase embarazada, y me encontraba más relajada y segura. Era tan fuerte esa sensación que en un principio decidí que me haría el test en un directo por Instagram. Bueno, esa fue mi primera idea, porque luego no la cumplí.

El test de embarazo

Esa mañana, la del 29 de abril de 2022, la recuerdo perfectamente. Me desperté y lo primero que le dije a Fran es que quería hacerme un test. Yo había quedado con mis seguidores en que me lo haría en directo el día siguiente, pero no aguanté. Me lo hice ese mismo día. Normalmente yo me compraba el test en una farmacia, pero en esta ocasión mi ginecólogo me dio uno de esos que son unas tiras superfinas. Iba a ser la primera vez que me lo iba a hacer con uno de esos.

Cuando miré el test, no daba crédito. Miré a Fran. Los dos veíamos dos líneas. Una supermarcada y otra más suave, que apenas se veía. Pero estaba ahí. No, no estaba loca. Para asegurarme, le envié a mi hermana la foto y ella me confirmó que también la veía. Nos pusimos muy nerviosos. No nos lo podíamos creer, era como si necesitáramos ver las palabras: «Embarazada de una o dos semanas». Así que Fran se fue a comprar otro test en una farmacia para confirmar el resultado.

Estaba tan nerviosa que me sentía incapaz de hacer pis. No había manera. No paré de beber agua. También dejé los grifos abiertos para ver si con el sonido persistente del agua cayendo me entraban ganas. Imposible.

Además, para colmo, esa mañana tenía dentista a las doce y media. Iría sin poder hacerme la prueba, porque no conseguía hacer pis. Fue tal la presión, las ganas y los nervios, que al final lo conseguí. Nunca me había sentido de esa manera. Sabía que podía salir positivo, porque en el otro test, en el de las tiras, habían salido dos rayas. Solo quería confirmarlo. Necesitaba confirmarlo. Qué eternos se me hicieron esos minutos de espera. Por fin llegó el momento, lo miré: estaba embarazada.

La felicidad

No pude parar de llorar. Dios mío, no me lo podía creer, después de tantos años de batalla, mis ojos estaban viendo por primera vez la palabra «Embarazada». Me abracé a Fran, emocionada. Y solo me salían estas palabras:

—Gracias, Dios mío, gracias. Cariño, trece años después lo hemos conseguido. Vas a ser papá, por fin.

Fran no paraba de reírse y le salió la vena divertida, de lo contento que estaba.

—Que estás *preñá*.

Como grabamos estos momentos de felicidad, puedo refrescar la memoria y revivir todo. Jamás olvidaré lo que vivimos. Fran me daba besos en la tripa sin parar, tal era la alegría que nos invadía. Los dos veíamos la victoria en esta guerra que habíamos emprendido hacía más de una década.

Mi hermana fue la primera que se enteró, pero yo necesitaba vocearlo, gritarlo, que se enterase toda mi familia, mis amigos más cercanos... Quería hacerlo de una manera especial. Además, todos mis seguidores esperaban el directo haciéndome el test.

Ese mismo día compré una cajita. Fui casa por casa. Llegaba con ese presente y les decía que era un regalo para mi madre. Todos picaban, mis hermanos, los cuñados... Todos querían ver el regalo... Y entonces, la sorpresa. Tacháááán. Cuando abrían la cajita, el regalo era el que más deseaban para verme feliz: enterarse de que estaba embarazada.

No perdí el tiempo. Fue un día de lo más intenso. Tenía que preparar también una fiesta por todo lo alto. Planificar, poner una fecha, avisar a todos, realizar los preparativos necesarios. Tenía que celebrar mi positivo con todos mis seres queridos. No esperé apenas. La fiesta la hice el Día de la Madre, el domingo 1 de mayo. Yo también quería celebrar que era madre, aunque llevase muy poquito tiempo embarazada. Ya me sentía como tal y ese día era para mí también.

Lo que yo no sabía es que esa felicidad iba a durarme muy poco. Nada. Aquello tan solo fue una alegría efímera. En una semana vendría el golpe duro. La batalla no había terminado. Solo había sido una breve tregua.

15
El duelo

¡Estaba embarazada! Sí, estaba embarazada. Me sentía muy feliz, pero a la vez tenía mucho miedo. Así que me faltó tiempo para pedir una cita con el ginecólogo de mi seguro privado. Me la dieron el 5 de mayo de 2022. Apenas habían pasado unos días desde que me había enterado de mi estado. Os preguntaréis por qué pedí la cita tan pronto, yo ahora también pienso que fue una tontería, pero no lo viví así en ese momento. Era como si necesitara que me corroborasen el embarazo, sentirme del todo segura.

Una vez que me dieron la cita, ni me fijé en el nombre del ginecólogo que me iba a recibir. Cuando llegué al hospital y estaba esperando mi turno, vi el nombre. Se me cambió la cara. ¡Era el famoso ginecólogo de la Seguridad Social! Ese que no solo me hizo daño, sino que siempre se comportó conmigo de manera tan fría. Os podéis imaginar mi reacción. No obstante, me quedé allí. Creo que él no se acordaba de mí, o eso quiero pensar. Ya sabéis cómo es este mundo de las redes… Me refiero a que tal vez sí que supo que yo era la chica esa del TikTok que hablaba de la infertilidad, pero no cayó en que era la misma paciente a la que tantas veces había tratado como una mierda.

Fran y yo entramos a la consulta. El ginecólogo me preguntó por qué estaba allí, yo se lo conté.

—No creo que podamos ver mucho, porque estás de poco tiempo.

—Vale.

¿Qué le iba a decir? Yo solo podía mostrarme fría ante él, pero eso no impidió que disfrutara de mi momento. Aquel era mi momento, el más bonito y valioso de mi vida, y no estaba dispuesta a permitir que mi rencor hacia esa persona me lo fastidiara. Me hizo la ecografía y nos fue indicando.

—Atentos. Mirad, veis ese puntito blanco, chiquitito. Es eso.

Yo no vi nada y Fran tampoco, pero nos dio igual. Éramos muy felices. No entendíamos nada de lo que había en esa pantalla, pero el ginecólogo nos estaba diciendo que nuestro embrión estaba ahí. Ese embrión que tenía ya un soplo de vida. Salimos de la consulta más felices que una perdiz, no cabíamos por la puerta de lo orgullosos que estábamos. Esa ecografía la guardo como un tesoro, junto con el test. También conservo un peluche que me regalaron unas seguidoras que me encontré en un restaurante. Flipé cuando las vi con el minipeluche. Y aún tengo una rosa de la fiesta que organicé para celebrar mi embarazo. Todas estas cosas forman parte de uno de mis mayores tesoros.

El 6 de mayo de 2022, un día después de la cita con el ginecólogo, me levanté manchando.

El espejismo

La felicidad me duró muy poquito, pero ese poquito fue el momento más feliz de mi vida. Había pasado tan solo una semana cuando manché la cama. No era mucho, pero me asusté bastante. Quise pensar que era un sangrado fruto de la implantación. Esa misma mañana llamé a la clínica de fertilidad donde me había realizado el tratamiento. Mi ginecólogo no estaba, pero el ayudante me dijo que no me preocupara, que era algo muy normal. No me convenció porque yo sentía que algo no iba bien. Así que llamé a varias clínicas para ver si me podían atender esa misma mañana. Tras varios intentos fallidos, conseguí cita en una de las más famosas de mi tierra. Lo único es que estaba a una hora de nuestra casa, pero no nos importó. Fran y yo nos presentamos allí muy nerviosos.

Al entrar, le comenté mi historial al ginecólogo que me atendió. Que estaba embarazada por fecundación in vitro y que me habían transferido dos embriones. El test había salido positivo, pero no me había hecho la beta en sangre. Es decir, que no me había hecho la prueba de embarazo cuantitativa realizada a partir de una muestra de sangre. Le expliqué que esa misma mañana me había levantado y había manchado un poco y que como medida de precaución y por miedo ahí estaba para que me mirase si todo iba bien. A continuación, me tumbó en una camilla, empezó a mirar y al cabo de un rato me dijo:

—Pues aquí yo no veo nada.

Como os lo estoy contando. Así que le contesté:

—¿Me estás diciendo que no estoy embarazada?

—No, simplemente, yo no veo nada. Vístete.

Dios, no me podía creer que tuviese tan poca empatía. Y eso que era uno de los ginecólogos más famosos de mi tierra. Bueno, lo cierto es que el que tenía fama y prestigio era el padre, pero su hijo tenía el mismo apellido y fue él quien me revisó. Total que cuando nos sentamos a hablar, me explicó que él no había visto nada y que lo más conveniente era que me hiciese una analítica de sangre para ver los niveles y que la repitiese en cuarenta y ocho horas. No tenía ni idea de dónde ir. Le pregunté y me recomendó un laboratorio.

—Te dan los resultados por la tarde, no necesitas cita previa ni nada. Vas y te la hacen.

Así que eso hicimos. Podría haber optado por la sanidad pública y haberme acercado a urgencias, pero en ese momento no lo pensé, estaba tan bloqueada que no sabía lo que hacía.

Nos fuimos directamente a ese laboratorio y me hicieron la beta. Me dijeron que me mandaban por la tarde los resultados a mi correo para que yo se los pudiese enviar al ginecólogo. Sin embargo, esa misma tarde me llamaron del laboratorio para decirme que hasta el día siguiente no tendrían los resultados. Qué ansiedad me provocó esa llamada, estaba desesperada por recibir los resultados esa misma tarde.

Al día siguiente los recibí, los valores de la beta fueron de 531. Según ellos, estaba bien, pero tenía que esperar cuarenta y ocho horas y repetirla de nuevo para comprobar que la hormona seguía avanzando. Si era así, volverían a examinarme para localizar dónde estaban los embriones, ya que me habían puesto dos.

Yo me preguntaba qué habría hecho mal en la vida, porque todo lo que estaba relacionado con la infertilidad iba cuesta abajo y sin frenos. Qué equivocada estaba al pensar que el día anterior, un viernes, había sido uno de los peores de mi vida. Ese no fue el peor y lo vais a comprobar pronto. Recordé que hacía una semana había llorado de felicidad por pensar que estaba embarazada y que ese viernes había llorado de miedo porque no sabía qué estaba pasando o qué era lo que iba a pasarme.

La segunda beta me la repetirían otra vez el lunes. Así que ese fin de semana me fui a un pueblo a desconectar y a estar lo más tranquila posible. Justo en esa escapada fue cuando unas chicas me regalaron el peluche del que os he hablado más arriba. Yo manché la noche del jueves al viernes. Después ya no volví a manchar más. Así que para mí, de momento, estaba todo bien. Mi positivismo estaba por encima de todo, pero también tenía mucho miedo. Tenía un cacao mental bastante considerable porque mirando la tabla de la hormona beta, los valores de la analítica no coincidían con mi última regla. Obsesiva, repasaba las fechas una y otra vez. Mi última regla había sido el 31 de marzo, la transferencia me la habían hecho el 18 de abril. El test positivo había sido el 29 de abril y el 6 de mayo, dieciocho días después de la transferencia, me había hecho la beta con un valor de 531. Según ese resultado estaba de tres semanas y poco… No sé, ¿os salen las cuentas? A mí no.

Solo a una de cada cien

El 9 de mayo me repitieron la beta y ahí comenzó de nuevo el calvario. Los valores de la beta habían subido, pero no se habían multiplicado, eso quería decir que el embarazo no continuaba adelante. Así que pedí una cita urgente con mi ginecólogo. No paraba de llorar porque estaba segura de que todo me estaba yendo mal, pero lo que no me esperaba tampoco era lo que el doctor me dijo después de hacerme una ecografía.

—Julita —sí, él me llamaba siempre así—, a una de cada cien mujeres les sucede esto, pues bien, esto te ha tocado a ti. Tienes un embarazo ectópico.

Cuando le escuché lo único que quería era irme a mi casa, encerrarme en la habitación y no ver la luz del sol.

—Julita, te dejo este volante y vete directamente al hospital.

Me estuvo explicando las complicaciones derivadas de un embarazo de estas características. En ese instante me di cuenta de que estaba descubriendo cuál era el verdadero miedo. Os preguntaréis qué es un embarazo ectópico y cuál es su riesgo.

Voy a intentar explicarlo de una manera sencilla. Este tipo de embarazo puede ocurrir cuando un óvulo fecundado se implanta y crece fuera del útero. Normalmente, cuando el óvulo ha fecundado, desciende por la trompa de Falopio hasta el útero; lo que ocurre en este tipo de embarazo es que este no llega al útero materno y se implanta en otro tejido diferente. Puede ser en la propia trompa de Falopio (el más frecuente), en el ovario, en el cuello uterino, en la cavidad peritoneal o en el miometrio (estos dos últimos son los menos probables).

El problema es que si el óvulo fecundado sigue creciendo en la trompa de Falopio (que es el más habitual), puede causar una ruptura del órgano. Las consecuencias son que se produzca un sangrado intenso en el interior del abdomen y las complicaciones pueden provocar la muerte. Algunos síntomas son aturdimiento, desmayos y dolor.

Salí de la clínica y me fui directa al hospital. Una vez allí conté lo que me había sucedido y me metieron rápidamente en ginecología. Me hicieron una analítica de sangre y me pusieron una vía, pues al llegar con un informe donde se explicaba que tenía un embarazo ectópico, la intervención por urgencias podía ser de un momento a otro.

Mientras llegaban los resultados me hicieron una ecografía. En un principio, me la estaban haciendo una ginecóloga y una enfermera. Pero la doctora miraba y miraba y no veía nada. Ni en las trompas de Falopio ni en ningún sitio. Así que llamó a otra compañera, que tampoco veía nada. Avisaron a otras dos ginecólogas. Allí estaban cuatro doctoras intentando ver lo que mi ginecólogo había puesto en el informe. Pero nada. Así que decidieron dejarme en la sala de espera hasta que llegasen los resultados.

En la analítica salió que estaba embarazada con unos niveles normales. Me aconsejaron que siguiese con el tratamiento que tenía y me dieron cita para una nueva revisión y análisis cuarenta y ocho horas después.

De nuevo, todo esto me ocurrió un viernes y la siguiente cita la tenía el lunes. Decidí que ese fin de semana necesitaba desconectar y me fui también a un pueblo. Me lo pasé bastante bien, pues parecía que todavía no había nada perdido. Todo era muy confuso: un ginecólogo de la sanidad privada no veía nada, mi ginecólogo de referencia en la sanidad privada determinaba que tenía el embrión en la trompa y los ginecólogos de la Seguridad Social no veían nada. Entonces ¿qué estaba pasando? Me tocaba esperar hasta el lunes 12 de mayo. Tal vez ese fuese el día definitivo para saber qué diablos estaba sucediendo. Si la beta había disminuido, no había vuelta atrás... Blanco y en botella, aborto definitivo. Mi miedo era... pero ¿qué clase de aborto? Unos veían una cosa y otros otra... Por otra parte, si los valores de la beta subían, eso quería decir que el embarazo continuaba, pero con la dificultad de que no se veía por ningún lado... y eso era un grave problema, ¿no?

Angustia

El lunes, camino del hospital, yo solo suplicaba que todo estuviese bien, que los valores de la beta se duplicaran y que vieran a mi bebé en su sitio. Lo primero que me hicieron nada más llegar fue una analítica. De nuevo, la espera. Más de dos horas, las dos horas más angustiosas de mi vida para saber un resultado. No puedo contabilizar las veces que recorrí el pasillo arriba y abajo. La angustia estaba pudiendo conmigo. Sentía que algo no iba bien, pero no perdía la esperanza. Me agarraba a un uno por ciento de positivismo y trataba de dejar el noventa y nueve por ciento de negatividad a un lado.

Con esa ínfima esperanza, caminaba y acariciaba mi tripa, suplicándole a mi bebé que se quedara con su mamá. Lo necesitaba, lo necesitaba mucho. Llevaba demasiados años luchando por lo que más deseaba. Quería salir de ese combate infinito, de ese bucle que me condenaba una y otra vez. «Por favor, por favor, no me dejes ahora. Quédate conmigo. Quédate...».

El resultado llegó y sucedió lo que yo no quería que pasara por nada del mundo. Los valores de la beta habían disminuido. El embarazo se había parado. Volvieron a hacerme una ecografía, pero seguían sin poder ver nada.

Mi ginecólogo me había diagnosticado un embarazo ectópico. En la Seguridad Social me dijeron que se trataba de un embarazo bioquímico. Esto último es una interrupción temprana del desarrollo embrionario con posterior bajada de la menstruación, una especie de microaborto.

Aquel día se me cayó el mundo encima, qué poco había durado mi sueño. Me aconsejaron que dejase de tomar los medicamentos y esperara a que sangrase, como una regla. Me dieron cita para hacerme la revisión en una semana. Salí del hospital partida en dos.

El duelo en soledad

No existen palabras para describir el dolor que sentí ese día. Pero me aferré a una esperanza. ¡Me había quedado embarazada! Después de trece años lo había conseguido, aunque había tenido un triste final. Ese mismo día, el 12 de mayo, dejé toda la medicación y el día 13 empecé a manchar un poco, sin dolor alguno. Sin embargo, el día 14 desperté con un dolor horrible y estaba manchando muchísimo, bastante más que en cualquiera de mis reglas. Al mediodía fui al baño y justo cuando me estaba limpiando, salió la bolsita del embrión. Yo no hubiese querido ver absolutamente nada, pero el destino quiso que fuese así. Hice una fotografía, porque quería confirmar si era o no lo que yo pensaba, tenía bastantes dudas. Le pasé la fotografía a mi hermana y cuñadas y todas coincidieron en que sí era el embrión. Pensándolo bien, se veía bastante claro. Sí, es una imagen desagradable, pero la he guardado.

Pasé mi duelo completamente sola. Os preguntaréis dónde estaba Fran. Sí, él estuvo en todo momento a mi lado, pero ninguno de los dos supimos apoyarnos en este proceso. Creímos que lo mejor era hacernos los valientes para evitarnos más dolor. Actuamos así de manera inconsciente. Yo evitaba llorar delante de él para no hacerle sufrir.

También me sentí abandonada por mi familia. Nadie vino a darme un abrazo a casa. Me preguntaban que cómo estaba, pero todo por wasaps. Yo no necesitaba un «¿Cómo estás?». Yo necesitaba un hombro en el que me pudiese apoyar y en el que llorar. Yo necesitaba un abrazo fuerte y escuchar a alguien que me dijese que estuviese tranquila. Yo necesitaba el apoyo de las personas que más amaba en esta vida. Pero en esos momentos, no fui capaz de decirle nada a nadie, simplemente acepté que tenía que pasar el duelo sola.

Después de dos días me encontraba físicamente bien, pero con mucho dolor en mi corazón. Fran y yo nos fuimos quince días a casa de una buena amiga en Ibiza. Con ella, aunque fuese en la distancia, fue con la única que me sentí acompañada al cien por cien. Solo con ella había podido desahogarme a través de videollamadas. Ese viaje me dio mil años de vida, recargué las pilas y me devolvió las fuerzas.

Cuando regresé, vi a mi familia. Yo no podía tener ese dolor dentro de mí y les solté todo lo que sentía, pero expresando todo lo contrario. Les di las gracias por haber estado en el peor momento de mi vida. Fue una triste ironía. Os preguntaréis por qué no vinieron a visitarme. Nadie se atrevió a venir a mi casa, pensaron que lo único que quería era estar sola. Cuando me lo dijeron, no pude evitar decirles que ellos solos habían sacado esa conclusión, que por qué no me hicieron una pregunta tan simple como: «¿Quieres que vayamos a tomar un café a tu casa?». Todos se dieron cuenta de que tal vez se habían equivocado y me pidieron perdón. Yo nunca discutiría con ellos por nada del mundo, son lo que más amo en mi vida, pero sé que esto siempre voy a llevarlo en mi corazón, porque en el peor momento de mi vida no estuvieron a mi lado, acompañándome.

No solo me sentí sola, sin mi familia, tampoco me sentí arropada por mis amigos. A raíz de esto, me aparté de algunos de ellos. Mi familia me dio una explicación y yo lo acepté. Mi familia es mi familia… y voy a muerte con ella. Pero hubo amigos que no me explicaron nada, que no me dieron sus motivos. Y pensé que no merecía la pena seguir manteniendo el contacto. Me di cuenta de que era mejor estar sola que mal acompañada. Para mí, los amigos tienen que estar en lo bueno y en lo malo.

La otra batalla contra la ansiedad

Toda guerrera tiene sus traumas, su talón de Aquiles. El mío era la ansiedad. Tuve que batallar en dos frentes: el de la infertilidad y el de la ansiedad. Los dos conectados eran una bomba explosiva que iba minándome. Mi fuerza fue no rendirme nunca y tratar siempre de buscar salidas para ambas cosas.

Cuando nos fuimos a Ibiza, ni me acordé de que tenía una cita para una revisión. Esta era importante, pues se cerciorarían de que había expulsado todo. Durante mi estancia allí, me olvidé de citas, revisiones, hospitales, de todo. No obstante, cuando regresamos, supe que tenía que seguir cuidándome. Así que pedí hora con mi ginecólogo, me confirmó que todo estaba bien. Me dijo que tenía que esperar tres reglas para volver a intentarlo. No me quedaban embriones, así que tenía que empezar nuevamente desde cero.

Tras el aborto, la ansiedad tuvo rienda suelta. No podía controlarla. Yo ya no podía más, me era insoportable vivir así. Me desesperaba vivir a diario con esa sensación de angustia. Estaba acudiendo a una psicóloga desde principios de año, pero yo sentía que ya no me hacía nada. Ella misma me aconsejó acudir al psiquiatra, porque ya no podía hacer nada más por mí.

La visita al psiquiatra me reveló muchas claves para entender mi comportamiento. Yo le expliqué lo que me ocurría e insistía en que mi ansiedad no venía por la infertilidad, sino que yo en mi cabeza sentía que iba a morirme, que era una hipocondriaca perdida, y que eso era todo lo que me sucedía.

Él me dio rápido un diagnóstico, me dijo que padecía de ansiedad generalizada. Este trastorno me provocaba que estuviese a menudo preocupada o ansiosa respecto a un montón de asuntos y que además tuviese la sensación de que me era imposible controlar esa angustia.

Necesitaba seguir un tratamiento, pero había un grave inconveniente: no era compatible con el tratamiento de infertilidad. Es decir, tendría que aplazar durante seis meses el nuevo intento. Sabéis cuál fue mi respuesta, ¿verdad? Me negué, le dije que yo me moría en el intento, pero que seguiría adelante... Esa consulta con el psiquiatra fue un antes y un después en mi vida. Hizo que me diera cuenta de algo fundamental. Lo que hablamos me lo guardo, pero sí quiero contaros algo sobre esa conversación que mantuvimos.

Yo siempre había insistido en que mi ansiedad no era por culpa de la infertilidad y las consecuencias de este proceso, como la pérdida del embrión. Él me explicó que yo creía que era por eso, pero mi subconsciente pensaba otra cosa... Yo me preguntaba una y otra vez por qué estaba así, si lo tenía todo a mi favor. Tenía amor, el trabajo de mis sueños, podía viajar... Por qué estaba tan angustiada entonces. Yo nunca echaba la culpa de todo esto a la infertilidad, yo no lo sentía así..., pero mi subconsciente no pensaba lo mismo. Y eso fue lo que me hizo entender el psiquiatra.

Pero no solo por eso fue un antes y un después esa consulta. Él fue quien descubrió mi trauma. Con solo unas preguntas, empezó a hurgar en mi infancia y dio con el origen de todo. ¿Por qué no lloraba por mi dolor? ¿Por qué siempre me prometía que no volvería a llorar? ¿Por qué disimulaba? La psicóloga sí pudo conseguir en un momento dado que empezara a llorar, que se resquebrajara un poco mi muro, pero no daba con el motivo por el cuál yo no lloraba.

Durante estos años de guerra, lloré mucho, pero en muchas ocasiones, como os he contado, me juraba que no volvería a llorar nunca más y me reprimía. Eso era una gota más que colmaba el vaso. Por ejemplo, yo no lloraba por cosas que me dolían de verdad, como una pelea fuerte con Fran, sino que luego veía una película emotiva y me ponía a llorar como si no hubiese un mañana. Eso me generaba mucha ansiedad, aunque yo no me diese cuenta. Esta manera de actuar tenía un origen. Había un motivo. Cuando era pequeña, lloraba por todo. En el colegio, si se metían conmigo, lloraba. Los niños se reían de mí y me llamaban llorona. Mis hermanos me hacían de rabiar y me decían: «Venga, Julia, llora un poquito más». Todas estas burlas hicieron que me construyera una barrera, un muro contra el llanto. Estuve muchísimos años que me costaba llorar de verdad por las cosas me causaban tanto dolor.

Después de esta cita, no os voy a engañar, la ansiedad no desapareció, pero sí logré entenderme un poco más, saber qué me ocurría y poder así estabilizarme emocionalmente un poco… Lo que tenía claro es que debía continuar, seguir adelante, no parar…

16
Hacia un final de Disney

Os tengo que contar muy bien todo lo que me ocurrió en este nuevo intento. Mi vida como siempre era toda una aventura con los sentimientos a flor de piel. Ya había llegado el verano y Fran y yo teníamos muchas ganas de viajar y disfrutar del buen tiempo. Todo apuntaba a que en septiembre batallaríamos de nuevo. Pero a mí me dio un punto de locura, quería comenzar con el tratamiento en julio y así en septiembre poder llevar a cabo la transferencia. No me apetecía empezar de cero en septiembre, porque ya tendría que esperarme a octubre o noviembre para acabar el proceso.

No me lo pensé dos veces y comencé el tratamiento en julio, pero siempre calculando que la transferencia me la harían después de las vacaciones, además el 10 de agosto teníamos ya billetes para un viaje de ensueño a Estados Unidos donde íbamos a estar quince días. Como no podía ser de otra manera en mi vida, ya lo habéis visto a lo largo del libro, hubo un cambio radical en estos planes tan perfectos que yo me había hecho. Antes de seguir, y para continuar con unas dosis de misterio, os contaré que este nuevo tratamiento fue para mí el peor de todos. Mi ansiedad, como podéis suponeros, no me dejó disfrutar nada del proceso.

El día de la punción tenía una de esas jornadas en que la angustia dominaba mi vida; no me hubiese levantado de la cama. Cuando me desperté de la anestesia, tuve un ataque de pánico bastante fuerte. Me tuvieron que dar una pastilla en la misma clínica. Quitando este episodio, los resultados de la intervención fueron muy buenos. Consiguieron seis embriones. Solo que cuando pregunté por su calidad, me desmoroné de nuevo. Su calidad era B y C. No tenía ninguno que fuese de calidad A. Os recuerdo que la calidad de los embriones es A, B, C y D, y que los de calidad A son los más ansiados. La bióloga trató de animarme. Ella me explicó que no me preocupara, que los embriones A y B eran prácticamente iguales, pero que por protocolo tenían que identificarlos así. Pero sus palabras no me sirvieron de nada. El miedo se apoderó de mí, aunque traté de llevarlo lo mejor posible.

El verano que cambió mi vida

Yo ya tenía todo organizado cuando el ginecólogo me dijo que podía hacerme la transferencia en agosto, pues me había puesto una inyección que provocaría que me bajase la regla. Ese anuncio fue una bomba de adrenalina en mi cuerpo. Me advirtió que en un par días la regla iba a bajarme y que me pensara si quería la intervención. Parecía que últimamente el tener un cacao mental en la cabeza estaba convirtiéndose en algo bastante habitual. Por un lado, tenía programado el viaje a

Estados Unidos para cumplir uno de mis sueños: ir a Disney Orlando. Por otro, podía hacerme la transferencia en agosto y no esperar hasta septiembre. Me lo pensé bastante.

Fran y yo lo hablamos en varias ocasiones, porque yo no sabía qué hacer. Deseaba un montón ir a ese viaje, pero sentía que el destino me estaba preparando para otra cosa. Decidí que esperaba a que me bajase la regla. Cuando me bajó, llamé al ginecólogo y fui a la consulta. Hizo sus cálculos y me dijo que la transferencia caería durante los primeros días de agosto. Le expliqué que yo tenía un viaje programado el 10, ¿me aconsejaba que cancelara el viaje por prevención? Mi ginecólogo me dijo que no lo cancelase, que me fuese tranquila, que no pasaba nada. Esa respuesta hizo que tomase la decisión más loca de mi vida. Me hice la transferencia el 5 y me fui de viaje al otro lado del océano el 10, tal y como lo tenía planeado desde el principio.

Fran y yo tomamos la decisión, como en otras ocasiones, de no decir nada nadie. Esta vez estaba segura de que la presión social iba a ser brutal tanto por parte de mi familia como por las redes sociales. Sabía que les chocaría que cinco días después de la transferencia me fuese de viaje a miles de kilómetros, además yo en el fondo también dudaba de si estaba siendo prudente. Total, que preferí callarme. De lo que todo el mundo estaba enterado era de que la transferencia sería en septiembre, y así lo dejé.

Pues bien, ese 5 de agosto de 2022 mi vida cambió por completo. Tuve como una intuición muy fuerte, sentía como que esta vez era mi momento y que no debía dejarlo escapar. También estaba segura de que debía realizar este viaje. Creo que todo tenía algo que ver con que intuía que quizá estaba ya al final del camino, que el momento definitivo iba a llegar por fin. Si os digo la verdad, nada fue como yo esperaba y pienso que si me preguntaran hoy, no volvería a cometer esa locura…, pero así se dieron las cosas.

Una vez llegamos a Estados Unidos, al día siguiente, el 11 de agosto, en el hotel comencé a manchar. No me lo podía creer. Mi cabeza estalló, no me podía estar pasando esto otra vez. ¿Os acordáis cuando en enero me bajó la regla cinco días después de la transferencia? Me entró la angustia y encima me sentía demasiado lejos de mi hogar. De pronto, decidí cambiar el chip. Al día siguiente iba a hacerme el test de embarazo y si salía negativo…, pues mandaba todo a paseo y disfrutaba de este viaje soñado y deseado.

El 12, Fran y yo nos fuimos en busca de una farmacia y me compré un test. Siete días después de la transferencia, me hice la prueba en el baño y estaba convencida de que iba a salir negativo. No dejé de grabar el momento porque saliera lo que saliera, compartiría todo con mis seguidores a su debido tiempo. Seguro que algunos de los que me estáis leyendo os acordaréis de todo lo que estoy contando.

Así que ahí estaba yo en el baño tan tranquila, y en cuestión de segundos… ¡salió un pedazo de positivo! Es más, la raya del positivo estaba más marcada que la otra. Rápido cogí el test y el móvil y me fui directa a enseñárselo a Fran. Me entra la risa cuando recuerdo la reacción que tuvo Fran, fue supergraciosa. Pasaron los minutos y comenzamos a ser conscientes de que de nuevo estaba embarazada. Compartí la información con mi amiga Mary. En realidad, yo estaba cumpliendo mi sueño de hacer ese viaje gracias a ella. Le envié la foto del test con un mensaje escueto: «Tía, mira». Y ella contestó rápido: «Tía, estás embarazada de dos, jajaja, la línea está supermarcada». En ese momento, se la mandé también a mi ginecólogo y le conté por qué me había hecho un test siete días después de la transferencia. Me escribió: «Felicidades, estás superembarazada». También me tranquilizó: «Julita, mientras sea poquito y rosado o marrón claro, no te preocupes. Es sangrado de implantación». Manché un día sí y un día no, así durante unos cinco días o así, luego ya dejé de manchar por completo.

Nada más enterarme de la buena noticia, ese mismo día llamé a toda mi familia por videollamada enseñándoles el test y publiqué en mis redes que el 15 iba a soltar una noticia importante. Pues bien, el 15, disfrutando de Disney, me hice una fotografía con el test y grité feliz a todos mis seguidores que después de tanto sufrimiento, ¡había conseguido quedarme embarazada otra vez!

Si os digo la verdad, quise disfrutar del viaje, pero no fue posible. Iba como una zombi a todos lados y me notaba muy cansada. Cada dos por tres, estaba en el baño, pues tenía mucho miedo a manchar. Regresábamos el 23 y no estaba tranquila, porque me parecía que faltaba mucho para volver. Pero, de pronto, el miedo se me fue, porque después de una semana no había manchado nada. Sí, estaba cansada, pero me encontraba bien y no notaba ningún dolor.

Como anécdota os cuento que yo había hecho una promesa: si me quedaba embarazada, me fumaba el último cigarro de la felicidad. El mismo día que tuve el positivo, me fumé el último. Qué bien me sentó... Y aunque no os lo creáis, el mono me hizo pasarlo un poco mal, porque además pensaba que si fumaba, le iba a pasar algo al bebé (¡aún no sabía que realmente venían dos!). Durante todos esos días me hice unos cuatro test de embarazo. Fue un consejo de mi amiga Mary. Ella me escribió, diciéndome: «Julia, cada dos días, hazte un test, así sabrás si el embarazo va bien». Pues yo le hice caso, muy obediente. Pero, de verdad, no hagáis lo mismo que yo, no os gastéis dinero en tanto test...

Miedo y esperanza en Ibiza

Tocó el momento de volver. Al día siguiente tenía un evento en Ibiza. En un principio, pensamos en cancelarlo, pero como llevaba varias jornadas sin manchar y parecía que todo iba bien, decidimos acudir. Durante el viaje, me pasó algo extraño. Tuve un ataque de frío. Justo haciendo la escala para volar a Ibiza, empecé a tener mucho frío. Así que me vi un 24 de agosto por la mañana buscando por todo el aeropuerto ropa de abrigo. Encontré un chándal que me costó una barbaridad..., pero no tuve más remedio, tenía frío y lo necesitaba.

Una vez en Ibiza, yo me encontraba bien, aunque ya no tenía tanto frío. Esa tarde del 24 estuvimos en un reservado en la piscina del hotel, junto con otros compañeros que también habían sido invitados al evento esa misma noche. Pasamos una tarde genial. Llegó el momento de ducharnos y ponernos guapos, la celebración era en el mismo hotel donde estábamos hospedados. Antes de comenzar, los organizadores nos subieron a la suite del hotel para que pudiéramos verla y crear contenido. La habitación era impresionante, pero fue más impresionante lo que me ocurrió. De pronto, sentí que algo me resbalaba por las piernas. Me levanté el vestido y vi que lo que estaba cayendo era sangre. Ahora que os lo cuento se me pone el vello de punta.

Salimos de la suite y nos dirigimos a mi habitación. Me acompañaban Fran y las mánager del evento. En el ascensor, me di cuenta de que era una fuente de sangre, que aquello no paraba. Yo no perdí los nervios. Todo lo contrario. Me recogí el vestido de tal manera que fuese como una especie de compresa gigante para evitar manchar el ascensor, el pasillo o todos los sitios que atravesé hasta llegar al cuarto. Fue algo más bien inútil. Una vez en la habitación, seguí tranquila. Me lavé bien las piernas y me cambié de ropa. No tenía compresas, así que cogí papel del baño hasta conseguir hacerme una de bastante grosor. Llamaron a un taxi que ya me estaba esperando en la puerta para que nos llevara al hospital más cercano.

Durante el trayecto, no perdí la compostura, pero estaba más nerviosa. Intentaba relajarme, pero estaba segura de que había perdido al bebé. Por otra parte, había sangrado tanto, que me preocupaba no estar bien, que me ocurriese algo grave. Nada más llegar al hospital, conté lo que me estaba sucediendo y me dijeron que esperase a ser atendida en la sala de espera. Ahí sí que me derrumbé y me puse a llorar. No entendía por qué me dejaban allí, si no paraba de sangrar. Poco después me pasaron a observación, pero ya tenía un ataque de ansiedad. Intenté relajarme pero no pude. Les pedí, por favor, que dejaran que Fran entrase conmigo y me vieron tan afectada, que lo dejaron pasar. Lo primero que hicieron fue limpiarme, me pusieron compresas grandes y cada rato venían para ver cómo estaban. Me cambiaron como dos o tres veces en unos treinta minutos.

Me hicieron una analítica y me dejaron en observación mientras llegaban los resultados. Ya estaba manchando como si tuviera la regla. Me encontraba menos nerviosa y a pesar de todo lo que me estaba sucediendo tenía una corazonada, como que todo iba a estar bien. Pero, de pronto, la negatividad y el miedo hacían su aparición estelar y me alejaban de esa corazonada. Era consciente de que podría haber perdido otra vez el bebé. No entendía qué me había podido suceder, porque hasta ese día había estado bien y no había manchado nada. También agradecí que todo esto me estuviese pasando en España y no en Estados Unidos. Por fin llegaron los resultados y la enfermera me dijo:

—Hoy no te va a ver la ginecóloga, porque no es un aborto, solo ha sido una amenaza. Vete a casa y mañana en consulta te hará una revisión.

Me quedé alucinada. Me mandaban a casa sin que me viese una ginecóloga. En ese momento, no estaba para discutir, así que acepté y me fui. Si recordáis, mi mejor amiga (mi consuelo) vivía en Ibiza, así que nos recogió del hospital y nos llevó al hotel. Una vez allí, os confesaré que dormí como un bebé. No sé si es que estaba agotada por todo lo sucedido o que mi cuerpo sabía que todo estaba bien (mi cabeza, para nada…). También es cierto que como había dejado de sangrar, me sentía más tranquila. Estaba casi segura de que había perdido al bebé y solo quería que no me pasase nada malo.

Por la mañana, apenas había manchado y nos fuimos directos a la clínica donde la ginecóloga iba a atenderme. La doctora me dio muy buena impresión. Le conté todo lo que me había sucedido y me dijo que iba a revisarme. De repente, me soltó algo inesperado:

—Sabes que vienen dos, ¿verdad?

Fran pegó un salto de la silla y se puso a mirar el monitor. Yo me quedé en shock y comencé a llorar. Le pregunté que si estaban bien. Y ella me tranquilizó, me explicó que estaban bien, que yo tenía un hematoma y que es lo que me había provocado el sangrado. Estuvo como veinte minutos explicándonos la situación y hasta nos dibujó todo en un papel. El hematoma lo tenía por la parte de abajo, no afectaba a los embriones y era menos peligroso. Si hubiese estado por encima de los embriones, la sangre podría haberlos arrastrado. Me calmó y me dijo que no me preocupara, que ella también tuvo uno durante su embarazo. Según la ginecóloga, todo iba a estar bien.

Le comenté que yo no era de allí, que si podía coger un vuelo por la tarde ese mismo día e irme a casa. Le expliqué que solo estaba ahí por un evento. Me recomendó que no cogiera ese vuelo, que hiciese reposo. Ese 25 de agosto era jueves y ella pensaba que era mejor que no volara hasta el domingo. Nos quedaríamos en casa de mi amiga.

Al salir de la clínica Fran y yo nos abrazamos superfuerte. Contuvimos nuestra felicidad frente a la ginecóloga. Ella no solo nos había calmado, sino que nos dio esperanzas de que todo iba a ir bien. Me resulta difícil explicaros cómo nos sentimos en esos momentos. ¡Estábamos embarazados de dos!

Había tenido una amenaza de aborto, pero la ginecóloga nos dejó muy tranquilos. Solo tenía que hacer reposo. No obstante, llamé a mi ginecólogo y le conté todo lo sucedido, le mandé la foto de la ecografía donde se veía el hematoma y los dos embriones. También me dijo que no me preocupase y me dio una cita para el lunes.

Esos días en casa de mi amiga se me hicieron eternos. Yo deseaba estar ya en mi casa. Pero la verdad es que estuve tranquila y me cuidaron mucho. Aunque, ya sabéis, cuando uno no se encuentra bien, lo único que desea es estar en su propia casa. El domingo regresaríamos y al día siguiente tendría la cita con mi ginecólogo.

Pensando ahora en ese viaje a Disney, no me arrepiento de las decisiones que tomé. Sí, fue una locura, pero también creo que terminó siendo beneficioso para mí. Ahora no se me ocurriría irme a la otra punta del mundo ni después de una transferencia ni estando embarazada de poco tiempo sin haber pasado los meses de más riesgo, pero ese viaje fue premonitorio y necesario.

Desde la consulta con la ginecóloga, no había vuelto a manchar absolutamente nada. El reposo me lo tomé muy en serio y solo me levantaba para ir al baño. ¡Estaba embarazada y tenía dos vidas en mi interior!

17
Los latidos de dos corazones

Por fin, era lunes 29 de agosto. Me presenté en la clínica de mi ginecólogo. Iba con bastante miedo, porque aunque no había manchado desde que me advirtieron en Ibiza de lo del hematoma, el susto no se me había quitado durante el reposo. Allí, en esa clínica, viví un momento maravilloso. Algo que había esperado durante tantos años… Mi gine me dijo:

—¿Quieres escuchar el corazón del primer bebé?

No me podía creer que estuviese escuchando el corazón de uno de mis bebés. Aquel instante fue indescriptible. Una mezcla de felicidad y amor puro. Pero ese amor se duplicó cuando escuché el del segundo bebé. Fue el recordatorio de que estaba dando vida a dos corazones. Derramé lágrimas de alegría y tuve una sensación de conexión única… Esos latidos, ese ritmo, los sentí de una manera profunda.

Ese fue el instante más fuerte e intenso de toda mi existencia. El primero lo viví con el positivo, pero esto no tenía comparación. Pensé que mi lucha de todos estos años había merecido la pena. Me di cuenta de que había ganado la batalla, que podía cantar victoria.

Después de esos latidos, comenzaron las preguntas. Durante el examen, todo estaba bien. El hematoma prácticamente había desaparecido. Le pregunté cuál había podido ser la causa y respondió que en ocasiones en la misma implantación podían ocurrir estas cosas. Me encontraba en una nube, si me hubieran pellizcado, ni lo hubiese sentido.

Después de más de trece años había logrado ser mamá. Me invadía una alegría inmensa, alivio y gratitud, pero todas estas emociones venían acompañadas de incertidumbre y miedo. Por un lado, la felicidad estaba allí, pero no había desaparecido la ansiedad. Estaba asustada de que algo saliese mal después de todos estos años en la guerra contra la infertilidad. Tenía por delante nueve meses de sentimientos y emociones.

Cada pequeño avance en el embarazo lo sentí como un milagro. Pero el miedo hizo que no lo pudiera disfrutar como lo había vivido en mis sueños. Por otro lado, me pareció normal, porque había pasado tanto que cómo no iba a tener temor a que solo fuese una ilusión. Con el paso del tiempo ese miedo fue disminuyendo, pero nunca desapareció. Todo este proceso mágico lo viví junto a Fran, mi compañero fiel, otro guerrero que estuvo siempre a mi lado y que también cumplió su sueño de ser padre. Los dos estábamos viviendo y experimentando emociones nuevas e increíbles.

El embarazo no solo me devolvió una felicidad plena, sino que también notaba que sanaba una herida que tenía abierta, que aumentó con la pérdida. El embarazo supuso el cierre de todos estos años de lucha. Ya estaba en la meta.

Mis bebés eran un milagro para mí. Cada ecografía, cada patadita que sentía... Todo eran recompensas que valían la pena por todos estos años de sufrimiento constante e ininterrumpido. Mi sueño de ser madre se había cumplido. Desde ese momento, experimenté nuevas sensaciones y me sentí diferente. Según avanzaba el embarazo, era una mujer más fuerte, más valiente, más segura… Había vencido una batalla, la de la infertilidad, y ya era hora de emprender con mis bebés un viaje con un futuro lleno de sorpresas.

ÚLTIMAS PALABRAS

He reservado el final del diario para dirigirme a vosotras. Para dedicaros unas últimas palabras. A las que estáis viviendo mi mismo proceso. Lo sé, sé que no es fácil y que estáis pasando por todo un abanico de emociones y sentimientos. Por favor, no estáis solas. Y no pasa nada porque os sintáis tristes, frustradas o cansadas. Admiro vuestra valentía y por todo lo que estáis luchando para conseguir un sueño. No importa cuánto tiempo os lleve, nada más por vuestras batallas diarias estáis demostrando cuánto amor sois capaces de dar.

Puede ser que en algún momento sintáis que tenéis que parar, descansar un tiempo o cambiar de rumbo. Adelante, os vendrá muy bien. Durante ese tiempo, llenaros de fuerza y energía, así cuando volváis a la lucha estaréis más fuertes que nunca. Daros un tiempo no es rendiros, sino descansar para volver con todas las pilas cargadas.

Y como habéis leído en este diario que he querido compartir con vosotras, perderéis muchas batallas, pero estoy segura de que ganaréis la guerra. Solo pensad que la infertilidad, Dios (el destino o el universo, lo que prefiráis creer) se la ofrece a sus mejores guerreras. Cada día que pasa es un día menos para ese gran día. Un abrazo enorme y fuerte, guerreras.

Agradecimientos

Gracias a Fran, la persona que ha estado a mi lado luchando día tras día contra la infertilidad.

Gracias a toda mi familia por apoyarme siempre.

Gracias a todas aquellas personas que me apoyan en redes.

Gracias a mi yo del pasado, por no haber tirado la toalla y haber luchado a contra marea para que la Julia del presente pueda disfrutar de lo que más anhelaba en la vida: M&E.

Gracias, princesas, por elegirme como vuestra mamá.

«Para viajar lejos no hay mejor nave que un libro».
Emily Dickinson

Gracias por tu lectura de este libro.

En **penguinlibros.club** encontrarás las mejores recomendaciones de lectura.

Únete a nuestra comunidad y viaja con nosotros.

penguinlibros.club

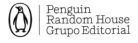

penguinlibros